# SST
## テクニカルマスター

舳松克代 Henomatsu Katsuyo
●監修

小山徹平 Koyama Teppei
●編集代表

リーダーのための
トレーニング
ワークブック

金剛出版

# 序

　本書を読んでつくづく思うことは，わが国におけるSSTの普及と発展も第二段階に入ったということです。1995年にSST普及協会が設立されて15年が経過しました。"必要な人には全国どこでもSSTを"というスローガンで関係者の皆さんの努力と協力とで治療スタッフの学習体制は整備されました。今日では，精神障害者の社会復帰や再発防止のための有力なスキルズ獲得手段であるばかりでなく，教育分野さらには司法・更正分野まで導入がはかられています。こうしたSSTの適用範囲の拡大は精神障害に対する社会の偏見除去にも役立っています。世界精神医学会の機関誌の特集「今日の精神科リハビリテーション」（2006）の中で，チューリッヒ大学のレスラーは，「関係性を築くことと関係性を維持すること」の重要性を指摘しています。関係性を築くための方法として最も期待されるのがSSTであり，その成果によって地域生活を可能にすると明記しています。「関係性の維持」は家族への支援です。統合失調症の長期予後に，薬物療法，SSTそして家族介入（心理教育）の併用が最もよい結果をもたらすということは広く知られています。

　それほど期待されているSSTですが，SSTの効果に関して従来も般化と持続性について疑問がありました。最近，公表されたイギリスの「統合失調症についての国の治療ガイドライン，2009」の中にSSTが収載されていますが，効果については限定的評価しか与えていません。私は治療者の理解，技量，態度抜きにはどんな治療法もその成果は論じられないと思います。私どものSST普及協会が認定講師制度を設けて治療者の質の確保をはかっているのはSSTの効果を確実にする上からも役立っているといえるでしょう。

　本書は，わが国のSST実践のリーダーの皆さんたちが中心になって，SSTをやっていく上で，もやもやとしたところを曖昧にせず，徹底して明らかにしてみることを目標にした連続講座の体験がもとになって出版されています。

　まず，「SSTアセスメントのための行動分析入門」から始まります。この中で特に私に印象に残ったのは，行動を「直前の状況」「行動」「直後の状況」の3つ

の枠組みでとらえることと，「しない」「受身」は行動とはいわないという主張です。SSTが認知行動療法といわれる性格をはっきりさせたものでしょう。とくに後者は「正のフィードバック」につながるものでしょう。次に「ドライランをライブでどうアセスメントするか」が論じられています。ここで，SSTに参加する人たちを生活者としてとらえることの必要性が説かれています。アセスメントの種類が具体的に記載されていますが，その中には検査や評価表を用いるものまで含まれています。「証拠を重んじる」態度の育成につながるでしょう。次は「ニーズに合った目標設定，動機付けを高めるセッションの導入」です。ここでは社会心理学者マズローの欲求階層理論から引用されています。マズローは精神分析家ホーナイの基底不安の理論に影響を受けたといわれますが，行動の動機を理解する上で有力な理論です。次の「問題解決徹底理解／活用」はSSTの性格をより深く理解するのに役立つでしょう。次に「般化を促す宿題設定」が論じられています。SSTに参加する人たちを生活者としてとらえるとすると，実生活の課題を取り上げることにSSTの比重がおかれねばならないでしょう。リバーマンとベラックの宿題設定の仕方も紹介されて説得力があります。そしてSSTセッション頻度を毎日から少なくとも週1回にすることをすすめています。最後に，「モジュールを正しく使うために」はSSTの原点の再確認の役割を果たしています。

　私ははじめに本書を読んでわが国におけるSSTの普及と発展も第二段階に入ったと述べたのは，それぞれの著者が自らの体験に向きあってSSTを自らのものにし，言葉にしてくださったからであります。著者の皆さんに感謝し，本書が広く活用されることを期待します。

西園 昌久

## 文　献

National Collaborating Centre for Mental Health (U.K.) : Schizophrenia; core interventions in the treatment and management of schizophrenia in primary and secondary care, 2009.

Rössler W : Psychiatric rehabilitation today, An overview, World Psychiatry 5 (3) ; 151-157, 2006.

## はじめに

　SSTはここ10年で大きな変革を遂げてきました。日本の精神医療，保健の分野では統合失調症を中心としたリハビリテーションとして取り入れられ，発展してきました。また教育分野でも教育現場，障害児者の援助技法として実践が積み重ねられています。

　近年は，司法・更生分野や障害の有無に関係なく広く取り入れられています。

　しかし一方で研修やスーパーバイズを行う中で，受講生のみならず，SSTを普及する立場である認定講師でさえ，迷いがふつふつとわいてきているという現実もあります。研修で教えていることが実践で生かされているのか，効率的にSSTのエッセンスを教えるために，一般化して教授せざるをえない状況の中で，受講生やSSTを必要としてい人たちのニーズに答えられているのだろうか？など，多くの迷いを常に抱えています。

　そんな時，ここで執筆をお願いしている方々と語り合う機会がありました。その誰もがSSTを用いて精神医療・地域保健分野で活躍している専門家です。「目標ってどういうふうに立ててる？」「ドライランをやっている時に何考えている？」などなど，今までに話し合ったことがない内容でしたが，お互いの迷いや実践を交換している中で，多くのヒントや共通点を見つけることができたのです。

　そこで語り合った内容をまとめ，連続講座として実施しました。今までにはない，私たちがもっと早くに受講したかった，求めていた本邦初の研修です。

　基本訓練モデルの流れを教授するのではなく，セッションが始まる前に知っておかなければいけない理論，そしてただ単にロールプレイをするのではなく，ロールプレイで行われる内容こそにアセスメント要素が十分に含まれていること，形だけの目標を作るのではなく，本当にその人が達成でき，実生活に役に立つ目標を作るということ，問題解決技能訓練の本来の醍醐味，モジュールを丁寧に行うことの意義，宿題というものの大切さ。どれも初級研修のたった10時間では伝えることができなかった部分です。

　東京でこじんまりと開いた研修には短期間の広報であったにもかかわらず，多

くの方がご参加くださいました。きっと多くの方がこういう内容の研修を受けたいはずという筆者たちの勝手な思いで，この度，研修の内容をできるだけライブ感を持った本にまとめることになりました。SSTを日々実践している方々が，もう一度初心に立ち戻り，自身のやってきたことの意味を確認できるような一冊になればと願っております。

この本の執筆に当たり，SST普及協会西園昌久会長にご相談をさせていただきましたところ「あなた方のような若い人が頑張っているのだから，私も頑張らないといけませんね」と格別のお言葉を賜り，さらに，巻頭をご執筆いただけることとなりました。

またこの本の企画にあたり迅速に出版のGOサインを出していただいた金剛出版の立石正信社長に深く感謝申し上げます。

そして企画の提案から原稿のチェック，きめ細やかな心配りを頂きました中村奈々さんのお力なくしてはこの本の誕生はなかったことでしょう。感謝いたしております。

どうぞ皆様お楽しみください。

2010年10月

監修 舳松 克代

Contents

# ＳＳＴテクニカルマスター
## ──リーダーのためのトレーニングワークブック──

序 文

はじめに 5

## 1. SSTアセスメントのための行動分析入門　　小山 徹平 15

はじめに 16

Ⅰ 行動分析とは 16
  1. 行動分析のメリット 17

Ⅱ 行動分析の実際 19
  1. ステップ1 19
    Work 1　行動のとらえ方として適切なものはどれですか？ 23
  2. ステップ2 24
    Work 2　行動分析 28
  3. ステップ3 30

Ⅲ 行動分析によるアセスメント 38

おわりに 39

解答 42

## 2. ドライランをライブでどうアセスメントするか　舳松 克代　45

### はじめに　46
　基本訓練モデルの流れ　46

### Ⅰ　アセスメントの重要性　47

### Ⅱ　SSTにおけるアセスメント　47

### Ⅲ　アセスメントの種類　48
　1. 面接によるアセスメント　48
　2. 情報収集　49
　3. 日常の観察　49
　4. 検査や評価用紙を用いたアセスメント　50

### Ⅳ　ドライランの中でアセスメントすることの意味　52
　1. セッションの中でのアセスメント　52
　　Work 1　53
　2. ドライランの中でのアセスメント　54
　3. ドライランの中で行うアセスメントのポイント　55
　　Work 2　認知機能をアセスメントしてみましょう　56
　　Work 3　場面に必要なスキルは何か　59
　　Work 4　まとめ　60

### おわりに　63

解答　64
資料　SSTアセスメント用紙　66

# Contents

## 3. ニーズに合った目標設定，動機付けを高めるセッションの導入　　舳松　克代　片柳　光昭　71

はじめに　72

### Ⅰ　ニーズと目標とは何か　73

1. ニーズとは？　73
2. ニーズと目標の違い　74
   - Work 1　訴えをニーズと目標に分ける　75
3. ニーズが把握できない理由　76
   - Work 2　ニーズに目を向ける　83
4. ニーズの把握に必要な視点　84
   - Work 3　ニーズに目を向ける part2　89
5. ニーズが出ない，妥当でないニーズが出た時どうするか？　90
   - Work 4　妥当ではないニーズから使えるニーズに転換する　91

### Ⅱ　ニーズに合った目標設定　93

1. 目標設定は，「できていること」「本人が取り組みたいこと」から考える　93
2. 適切な目標の立て方　94
   - Work 5　目標までのステップを考える　99
   - Work 6　ニーズを見極め，目標を設定する面接を行う　100

### Ⅲ　動機を高めるセッションの導入　101

1. 動機を高めることの重要性　101
2. 視点動機を高めることについて行動分析の視点からとらえてみる　101
3. 動機を高めることは本人を励ますことではない　102
4. 動機を高める働きかけは日頃のかかわりから　103
5. 動機が維持できないワケ，動機が高まらないワケ　104
6. 動機を高めるセッションの導入の仕方，動機を高まるセッションの創り方　104
   - Work 7　110
   - Work 8　110

解答　112

## 4. 問題解決徹底理解&活用　　　小山　徹平　121

### はじめに　122

### Ⅰ　問題解決療法（PST）とは　123
1. PSTにおける「問題解決」とは　123
2. PSTを行う際の注意点　125

### Ⅱ　PSTの実際　125
1. 導入　126
2. 各ステップの紹介　126
3. グループ全体での問題解決シート作成　127
4. 各個人での問題解決シート作成　127

### Ⅲ　各ステップのポイント　128
1. ステップ1：気持ちの準備をする　128
2. ステップ2：情報を集めて，何が問題かをはっきりさせる　130
3. ステップ3－1：思いつく限りの解決策を挙げてみる　134
4. ステップ3－2：解決策のメリットとデメリットを挙げる　135
5. ステップ4：解決策を1つ選ぶ　136
6. ステップ5－1：いつ実行する？具体的にはどうする？　136
7. ステップ5－2：実行したら確認　136

### おわりに　137

**Work 1** 問題解決スキル　138
**資料** 問題解決シート　144

## 5. 般化を促す宿題設定　　　　　　　　　佐藤 幸江　149

はじめに　150

Ⅰ 「般化」について……ちょっと復習しましょう　151

Ⅱ 般化と宿題設定　153
　1.「宿題は般化ではない」ことを肝に銘じておこう！　153
　2. セッションの頻度と学習効果について
　　　──週1回という頻度は絶対的に少ない!!　154
　3. セッション頻度の重要性　155

Ⅲ 宿題設定：工夫の心得　158
　1. 頻度の少なさを補う答えとは……？宿題設定の工夫に尽きる！　158

Ⅳ リバーマンやベラックの宿題設定のしかた　164
　1. リバーマンの宿題設定の例　164
　2. ベラックの宿題設定のしかた　169

おわりに　171

**Work 1**　173

## 6. モジュールを正しく使うために　　　　佐藤 珠江　177

### はじめに　178

### Ⅰ 「自立生活技能プログラム」＝モジュールの特徴　182
　　1. 誰を対象に行うのか……　182
　　2. 誰が行うのか……　182
　　3. どこで行う……　182
　　4. モジュールはいくつかの「技能領域」で構成される　182

### Ⅱ 「7つの学習課程」　183
　　1. モジュールの柱となる学習課程　184

### おわりに　192

　Work 1　193
　Work 2　194
　解答　195

おわりに　199
著者略歴　201

**COLUMN**
アセスメントはどうしたらうまくなるのだろう？
私の悪戦苦闘の日々　　　　舳松 克代　68
問題解決能力に介入したグループの効果検討
　　　　　　　　　　　　　小山 徹平　145
SSTのリーダーの技能も過剰学習が重要！
　　　　　　　　　　　　　佐藤 幸江　175
モジュールのリーダーを体験して　松浦 彰久　197

# SSTテクニカルマスター

―― リーダーのためのトレーニングワークブック ――

# 1. SSTアセスメントのための行動分析入門

小山 徹平

## はじめに

　SSTは，認知行動療法・行動療法の１つの技法として位置づけられています。そしてそれらの療法は，行動理論（もしくは学習理論）と呼ばれる理論体系に基づき「行動分析」というアセスメントを行っています。

　SSTを行う際にも，アセスメントの一環として「行動分析」を行うことが非常に有用です。行動分析を行うことで，当事者が困った問題としてあげた場面をより正確にアセスメントでき，さらにはその問題をSSTで扱うべきかどうか，もしくはSSTで扱うとすればどのようなポイントを抑えるべきかが明確になります。

## Ⅰ　行動分析とは

　行動分析とは，「なぜその人はそのように行動するのか？」を明らかにするためのもので，ここでは３つのステップでお示しします。

---

### 行動理論・行動分析入門

◆SSTリーダー，スタッフとして知っておくべき理論，技法を紹介します
　▶SSTに限らず，普段のかかわりにおいても役に立つものです

◆「なぜその人は，そのように行動するのか？」を明らかにしていく３つのステップ
　▶Step1…行動をとらえる
　▶Step2…行動に関する出来事を分析する
　▶Step3…行動の維持要因を探る

ステップ1では，まず分析したいと思う行動を具体的かつ正確にとらえ，ステップ2ではその行動に関する出来事を分析します。そして，ステップ3ではその行動の維持要因，つまりその行動が継続して起きているのはどのような要因によるのかを探っていきます。

## 1. 行動分析のメリット

行動分析のメリットとしては，具体的な手立てが立てやすくなることが第一に挙げられます。あとで実際に行動分析の実習の際にもご説明しますが，行動分析では行動を3つの枠組みでとらえていきます。1つは直前の状況（先行刺激），そして2つ目は行動，そして3つ目は直後の状況（後続刺激）です。この3つの枠組みは，それぞれ実際に目の前に起きている事象を中心に扱っていきます。ですので，これらの3つの枠組みをもとに対処策を考えると，自然に現実的かつ具体的な手立てとなるわけです。

### 行動分析のメリット

1. 具体的な手立てが立てやすい

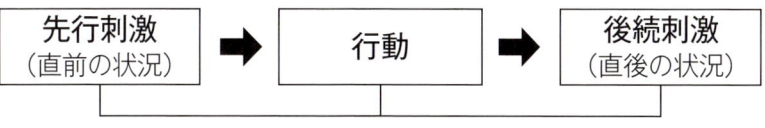

かかわりやすいところ，変えやすいところからどうぞ……

2. 個人攻撃の罠に陥らない (杉山, 2005)

「病気だから……症状だから……」
「愛情が足りないから……」「わがままだから……」
「SSTに参加していないから……」

## 行動理論・行動分析の発想を使うと……

◆期待できること
- ▶なぜ問題行動が起きているのか，なぜ適切な行動が起きていないのかが，適切にアセスメントできます
- ▶具体的な介入方法，対処方法がわかります
- ▶SSTのリーダーとしてだけでなく，普段のかかわりにおいて，適切かつ効果的なかかわりが取れるようになります

◆期待できないこと
- ▶認知機能障害や精神症状などの主症状を治すことはできません
- ▶自閉的なこだわりなど一部の行動には有効でない場合もあるという指摘もあります

　そして2つ目のメリットとしては，個人攻撃の罠に陥らない（杉山，2005）というのがあります。先ほども説明しましたとおり，行動分析では直前の状況，行動，直後の状況のみを要因として扱い，行動を分析していきます。ですので，たとえばある対人関係上の問題行動に対して，この行動が起きてしまうのは，その人の病気のせいだとか，親の愛情が足らなかったからだとか，その人がわがままだからだとか，SSTに参加していないからだとか，といった理由に原因帰属されることはありません。あくまで直前の状況と直後の状況によって，その行動が起き維持されていると考えていきます。ですので，問題行動が起きている原因のすべてを，病気やその人の性格といった内的な要因のせいにしてしまったりすることはありません。結果，その人個人を攻撃するようなことにはならなくて済み，治療関係もネガティブなものにならずに，そこで示される対処法は本人にとっても前向きな取り組みとして提示されることとなります。

このように行動分析の発想を使うと，なぜ問題行動が起きているのか，なぜ適切な行動が起きていないのかを具体的にアセスメントすることができます。そして，そこから具体的な介入方法，対処方法が見えてくるのです。そのため，SSTのリーダーとしてだけでなく，普段のかかわりにおいても適切かつ効果的なかかわりが取れるようになります。一方で期待できないこととしては，認知機能障害や精神症状などの主症状を直接治すということはできません。そして自閉的なこだわりなど一部の行動には有効でない場合もあるのではという指摘もされています。

## II　行動分析の実際
### 1．ステップ1

では早速，行動分析の実際の内容に入っていきましょう。まずはステップ1です。ステップ1は「行動をとらえること」になります。

行動分析では，行動を「その時々の環境において示される固体の運動・反応・変化」ととらえています。つまり環境からの刺激で起こされたアクションすべてと思っていただければわかりやすいかと思います。そして，目に見え聞こえるもので，観察できるもの，数えられるものを「行動」ということにしています。つまり，行動分析では，観察できないものや数えられないものは「行動」と言いません。物騒な言い方ですが，行動分析ではよく「死人にできる活動は行動ではない」という言い方をします。たとえば「横たわっている」「起き上がれない」などがこれにあたります。これは日常では行動としてとらえることもあるかと思いますが，「横たわっている」「起き上がれない」というのは1回，2回，3回とは数えられませんね。むしろ状態を表しているわけです。つまり，行動分析では行動にはあてはまらない，となります。

このように，行動分析では行動をとらえるポイントがいくつかあります。まず，常に具体的にとらえること，そして細分化（スモールステップ）してとらえることです。さらには，先ほど説明しように「状態」や，「～しない」と表現される状態は行動と呼ばないこと，さらには「受身」形で言い表されている場合も行動と

## なぜそのように行動するのか？

◆3つの特徴が「なぜそのように行動するのか？」を明らかにしていくステップになる

▶**Step1…行動をとらえる**
▶Step2…行動に関する出来事を分析する
▶Step3…行動の維持要因を探る

## 行動のとらえ方 ― 行動とは ―

◆その時々の環境において示される,個体の運動・反応・変化
◆観察できるもの(目に見える, 聞こえるものなど)
　数えられるもの
　　▶「死人にできない活動」
　　　▶常に具体的にとらえる
　　　▶細分化(スモールステップ)してとらえる
　　　▶「～しない」や「受身」,「状態」は行動とは言わない

> **常に具体的にとらえる**
> **細分化(スモールステップ)してとらえる**
>
> 『目に見えるもの』・『聞こえるもの』・『数えられるもの』を基準として考える
>
> | 非行動 | 行動 |
> |---|---|
> | 周囲の人に優しくする | 大丈夫ですか？<br>と声を掛ける |
> | 落ち着いて過ごす | お茶を飲む<br>1人で本を読む |
> | 優しい気持ちを持つ | 困っている人を見たら<br>「どうしたの」とたずねる |

は呼びません。それでは，それぞれについて詳しく説明していきましょう。

　ここに「周囲の人に優しくする」「落ち着いて過ごす」「優しい気持ちを持つ」という項目が挙がっています。じつは，これらは行動分析では「行動」にあたりません。なぜなら，「目に見えるもの」「聞こえるもの」「数えられるもの」ではないからです。つまり，具体性に欠けていたり，行動単位としては大きすぎて曖昧になっていたりするのです。たとえば「周囲の人に優しくする」といっても人それぞれによってとらえ方は違ってくるでしょう。人によっては困っている人に声をかけることが「周囲の人に優しくする」ということだと言うかもしれませんし，人によっては仕事を手伝ってあげることだと言うかもしれません。つまり「周囲の人に優しくする」では具体性に欠けるのです。それではこれらの項目を行動単位に落としてみましょう。そうすると「周囲の人に優しくする」はたとえば「大丈夫ですか？と声をかける」になるかもしれません。「落ち着いて過ごす」は「お茶を飲む」であったり「1人で本を読む」であったりするかもしれませ

> ## 「〜しない」や「受身」,「状態」は
> ## 行動とは言わない
> 『行動が起こることが少ない or 短い』or している行動に
> 注目する
>
> | 非行動 | 行動 |
> |---|---|
> | 椅子に座っていられない | 椅子に座る(時間が短い)／後ろで立っている |
> | ルールを守らない | ルールを守る（ことが少ない） |
> | 切り替えができない | 次の仕事に移る（のに時間がかかる） |
> | 話しかけられる | 返事をする |

ん。「優しい気持ちを持つ」は「困っている人を見つける」「どうしたのとたずねる」になるかもしれません。このようにすれば，目に見え，聞こえ，数えられる，具体的な細分化された「行動」となりました。

　では，「椅子に座っていられない」「ルールを守らない」「切り替えができない」「話しかけられる」というのはどうでしょうか？これらも行動分析では行動としてとらえられません。これらは「〜しない」と否定形で言い表されていたり「受身」「状態」を表していたりする言葉だからです。こういった「〜ない」と言い表されている場合はその行動が「起こることが少ない，もしくは短い」ととらえるか，その時にしている行動に注目をします。

　この項目で言えば，「椅子に座らない」は「椅子に座る」という行動の時間が短い，「ルールを守らない」は「ルールを守る」ことが少ない，「切り替えができない」は「次の仕事に移る」のに時間がかかるとしてとらえます。または椅子に座っていない間，後ろで立っているなどの別の行動が起きている場合は，その起

きている行動の方に注目をして「後ろで立っている」ことのほうを行動としてとらえ，観察し分析することとなります。

　受身の行動の時も，受身であるその状態に注目するのではなく，その状態を引きこした行動で本人が起こした行動に注目をします。たとえば声をかけられ返事をしたことで話しかけられているのであれば，「話しかけられる」ではなはなく「返事をする」の方を行動としてとらえます。なお，受身の時と同様「誰かに～させる」といった「使役」の行動も，行動分析では「行動」としてはとらえません。「誰かに～させる」ために，本人が自発的に起こした行動に注目し，それを「行動」としてとらえます。

### Work 1　行動のとらえ方として適切なものはどれですか？

（　　）　思いやりの心を持つ

（　　）　順番を2回代わる

（　　）　皆が話している仲間に入る

（　　）　輪の中の椅子に座る

（　　）　隣の人に話しかける

（　　）　席に座っていない

（　　）　怒られる／誉められる

## 2. ステップ2

次は「ステップ2：行動に関する出来事を分析する」です。いよいよ，行動分析の最も核たる部分に入っていきます。

導入の部分でもお話ししましたが，行動分析では，3つの枠組みで行動をとらえます。それは，「直前の状況」「行動」「直後の状況」です。この3つの枠組みで，あえてシンプルにとらえることで，行動がなぜ起き，どのように維持され，そしてどのように対処したら変容できるのかといったことが見えてくるようになります。この3つの枠組みを行動分析学の専門用語で「三項随伴性」と言います。人間の行動を理解する3つの枠組みと思ってください。そして，この3つの枠組みに従って分析していくわけですが，その時にはまず，①「行動」に注目します（ここでいう行動とは，先ほど説明した行動分析でいう「行動」のことです）。そして次に②「直前の状況（環境）」に注目し，最後に③「直後の状況（環境）」の順に注目していきます。

---

### なぜそのように行動するのか？

◆3つの特徴が「なぜそのように行動するのか？」を明らかにしていくステップになる

- ▶Step1…行動をとらえる
- **▶Step2…行動に関する出来事を分析する**
- ▶Step3…行動の維持要因を探る

さて，それぞれの枠組みは専門的な用語で呼ばれています。まず，「直前の状況」は「先行刺激」と呼ばれ，個人の行動に先んじてさまざまな行動を引き起こす刺激のことと定義されています。いわば，行動のきっかけとなるもののことです。2つ目の枠組みの「行動」は，先ほど説明した行動分析でいう「行動」になります。そして3つ目の枠組み「直後の状況」は「後続刺激」と呼ばれ，人が行動することで周囲や環境から受けるさまざまな刺激のことと定義されています。行動を起こしたことでまわりに誉められた，行動を起こしたことでスッキリした気持ちになったなどがこれにあたります。

それではこの3つの枠組みでさっそく行動分析をしてみましょう。

たとえばSSTの参加者にこのように相談されたとしましょう。この相談をもとに行動分析を行ってみましょう。

「デイケアの後にお茶に行こうって誘われるんですが，本当は断りたいんです。デイケアに来てまだ日が浅いので，慣れていないのもあって，デイケアが終わる

---

## 人間の行動を理解するには…… ①

1) 『行動』に注目する
2) 『直前の状況・環境』に注目する
3) 『直後の状況・環境』に注目する

| 直前の状況 | ➡ | 行動 | ➡ | 直後の状況 |

人間の行動を理解する3つの枠組み
▶「三項随伴性」

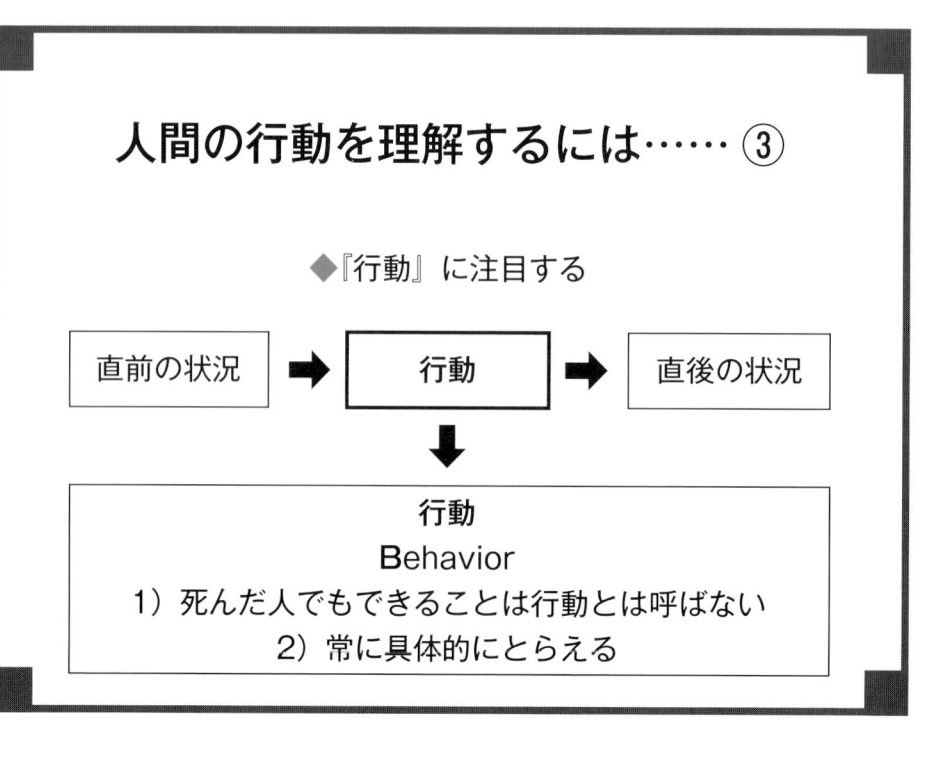

## 人間の行動を理解するには……②

◆『直前』に注目する

直前の状況 ➡ 行動 ➡ 直後の状況

「直前の状況」▶ **先行刺激**
Antecedent Stimulus
個人の行動に先んじて，さまざまな行動を
引き起こす刺激（きっかけ）のこと

## 人間の行動を理解するには……③

◆『行動』に注目する

直前の状況 ➡ 行動 ➡ 直後の状況

**行動**
Behavior
1）死んだ人でもできることは行動とは呼ばない
2）常に具体的にとらえる

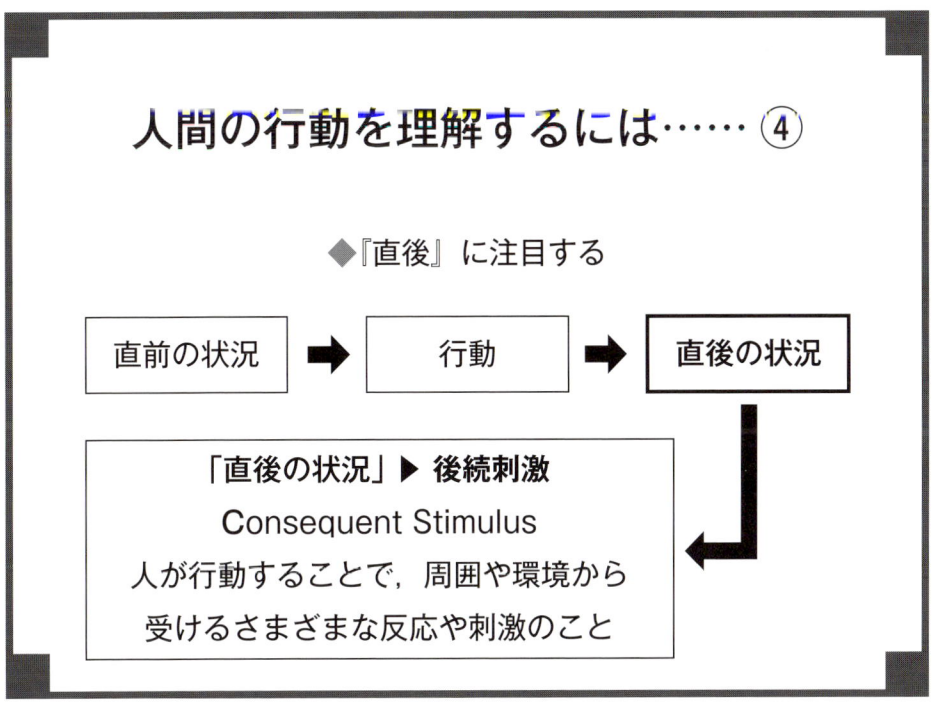

ともうけっこう疲れちゃってて。だから，本当はまっすぐ家に帰りたいんです……。でも，誘ってくれる方は気をつかって誘ってくれているのかもとも思うと，ついつい断れなくって……」

　それでは早速行動分析をしてみましょう。まずは①行動をとらえるでしたね。ここで分析するべき行動は何でしょうか。ご本人の主訴は「断れない」ですが，これでは「行動」ではないですね。「～ない」という表現になっています。ですから，ここでは「断るという行動が続かない」もしくは「了解の返事をする」を行動としてとらえることが適切でしょう。もし実際の状況が「はじめは遠まわしに断ったり，少し言いよどんだり，困った表情を見せたりするものの，途中で諦めてしまって断りきれなかった」のか，それともはじめから「わかりました，少しの時間ならかまわないです」と答えてしまっているのか，それによってどちらを行動としてとらえたほうが適切かが変ってくるかもしれません。場合によってはこの2つの側面から行動分析することが有用なケースもあるでしょう。

## Work 2　行動分析

「デイケアの後にお茶に行こうって誘われるんですが，本当は断りたいんです。デイケアに来てまだ日が浅いので，慣れていないのもあって，デイケアが終わるともうけっこう疲れちゃってて。だから，本当はまっすぐ家に帰りたいんです……。でも，誘ってくれる方は気をつかって誘ってくれているのかもとも思うと，ついつい断れなくって……」

※ここの情報だけでは行動分析をするには不足しています。実際はその不足している情報を面接や観察で引き出すことになります。ここでは想像で構いませんので，当てはまりそうな内容を3つの枠組みのそれぞれに記入してみましょう。

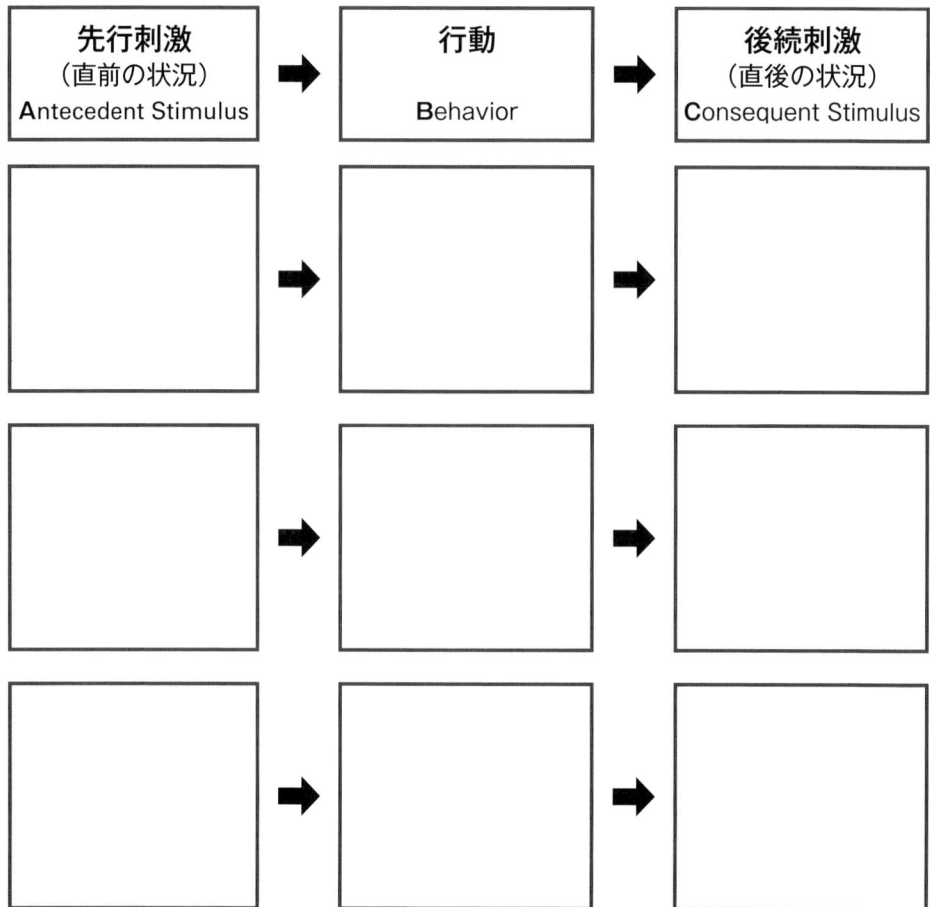

行動がとらえられたら，次は先行刺激です。さて，先行刺激をとらえようとすると，いつ，どこで，だれが，どのように誘ったのかということを知りたくなると思います。それこそ，もしその現場に居合わせることができるなら，その状況をよく観察したいと思うかもしれません。なぜなら，そうすることによって，「断る」「了解の返事をする」という行動を誘発しているきっかけ（刺激）を同定しやすいと思うからです。このように，行動分析の枠組みを扱うことで，より詳細に具体的にその状況を聴取したくなると思います。このことはとても大切なことで，アセスメントにとっては非常に重要で有用なことです。行動とはその時の環境や状況の相互作用によって起きてくるものですが，普段われわれがその行動がなぜ起きたかについて疑問を持った時は，ついついご本人に「どうしてその行動をとりたいと思ったのか」「どうしてその行動をやめてもいいと思ったのか」といったインタビューに終始しまいがちです。つまり，内的な所ばかりを見てしまう傾向があるのです。それを防ぐためにも，この枠組みをあえて行うことによって，状況をきちんと客観的にとらえることができるようになります。

　そして最後は後続刺激です。後続刺激はその行動を起こしてその後どうなったかを聞いていきます。「断る」行動をとってみてどうだったか，「了解の返事をする」行動をとってみてどうだったかということです。その後の状況の変化，相手からの反応など，それらが本人にとってどのような意味を持つ変化や反応だったのかということに留意しながら，聴取していくことになると思います。たとえばですが，このケースでしたら「先行刺激：お茶に行きましょうと声をかけられる」➡「行動：断る」➡「後続刺激：そんなこと言わずに，と断っても受け入れてもらえず流される。何度もそんなやり取りをしているうちに断る行動をだんだんとやめてしまう」，「先行刺激：美味しい喫茶店見つけたんですよとさらに誘われる」➡「行動：断る」➡「後続刺激：冷たいわねと相手が不機嫌な表情，不安。断るのをやめる」となるかもしれませんし，「先行刺激：行きましょうとさらに強く誘われ，軽く手を引っ張られる」➡「行動：了解の返事をする」➡「後続刺激：やっぱりいい人ね，嬉しいわと言われる，自分もそう言われると少し嬉しい／しつこい誘いが止む」かもしれません。

このように3つの枠でとらえることによって,その行動が起きているメカニズム全体が見えるようになります。

## 3. ステップ3

このようにメカニズム全体が見えてくると,行動の維持要因の分析がしやすくなります。そこで「ステップ3：行動の維持要因を探る」です。ここでは,後続刺激に注目していきます。実はこの後続刺激によって,行動が「増えたり」「減ったり」,もしくは「止んだり」しているのです。

まず,行動が増える時というのはどういう時でしょうか。行動が増える時というのは,後続刺激がその人にとって望ましいことがあった時になります。たとえばある行動をして周囲から誉められ嬉しいと本人が感じれば,その後はその人はよりその行動を起こしたいと思うはずです。もっと誉められて,もっと嬉しいという気持ちを味わいたいと思うからです。SSTの中で行われている正のフィード

---

### なぜそのように行動するのか？

◆3つの特徴が「なぜそのように行動するのか？」を明らかにしていくステップになる

▶Step1…行動をとらえる
▶Step2…行動に関する出来事を分析する
▶**Step3…行動の維持要因を探る**

バックもこれに当たります。よくモデルを見ていましたねとフィードバックすれば，その後モデルを観察するという行動がより起きやすくなります。適切な意見を挙げてくれましたとフィードバックすれば，その後適切な意見をより出そうとするようになります。実は正のフィードバックというのは，観察することや意見を言うといった行動の労をねぎらっているのではなく，当該の行動がその後より起きやすくする意図を持ってなされているわけです。

　このように後続刺激によってその行動が増えることを，行動分析の用語で「強化された」と言います。そして，その時の後続刺激のことを「強化刺激（もしくは強化子・好子）」と言います。先ほどの例で言えば「了解の返事をする」行動に対して「やっぱりいい人ね，嬉しいわと言われる，自分も少し嬉しい」という後続刺激は強化刺激として成立しているわけです。

　こういった強化刺激には，その特徴からいくつかの種類に分けられています。食べ物や飲み物といった一次性強化刺激と言われるもの以外に，特に対人場面や

---

## 行動が維持されている時・増える時

◆行動の直後に『行動を起こした人にとって望ましい』ことがある（与えられている）

直前の状況　→　行動　→　直後の状況　望ましい状況・働きかけあり

◆『行動を起こした人にとって』がポイント

【専門用語】強化
　行動が増えた時，その行動は『強化』されたという

【専門用語】強化刺激／好子
　行動が増えた時に現れた，直後の望ましい状況・働きかけを『強化刺激』という

## 強化刺激の種類

1) **社会的強化**
　…言語的・非言語的な賞賛
2) **活動性の強化**
　…苦手な行動の後に,得意・好きな行動がくると,苦手な行動も自発的に行うようになる原理に基づく強化
3) **行動内在強化**
　…課題の遂行そのものを強化刺激として働かせる方法
4) **社会的評価**
　…目標とする行動ができたことに対して,周りの者が強化刺激を与える方法
5) **自己評価**
　…自分自身で行った行動とその成果を,自分で記録し,強化を与える方法

　社会的場面に置いて起こる強化としては,社会的強化,活動性の強化,行動内在化強化,社会的評価,自己評価などです。

　SSTの場で言えば,グループ中に,ある行動に対してリーダーが行う正のフィードバックは,その行動に対しての社会的強化と言えるでしょうし,SSTでスキルを身に付けたことによって実社会の中で評価されたり関心を向けられたりすれば,「スキルを身に付ける」という行動に対して「実社会での評価や関心」は社会的強化として成立していると言えるでしょう。

　またSSTへの動機付けを高めておくことによって,SSTを受けること自体が社会復帰に近づいていることと感じられているような場合は,「SSTに参加する」という行動に対して「社会復帰に近づいているという達成感」が行動内在化強化として成立していると言えます。

　一方,症状自己管理モジュールなどで行われることですが,持続症状の状態を記録表に日々書き込むことで「症状を自ら観察する」行動が継続されている場合

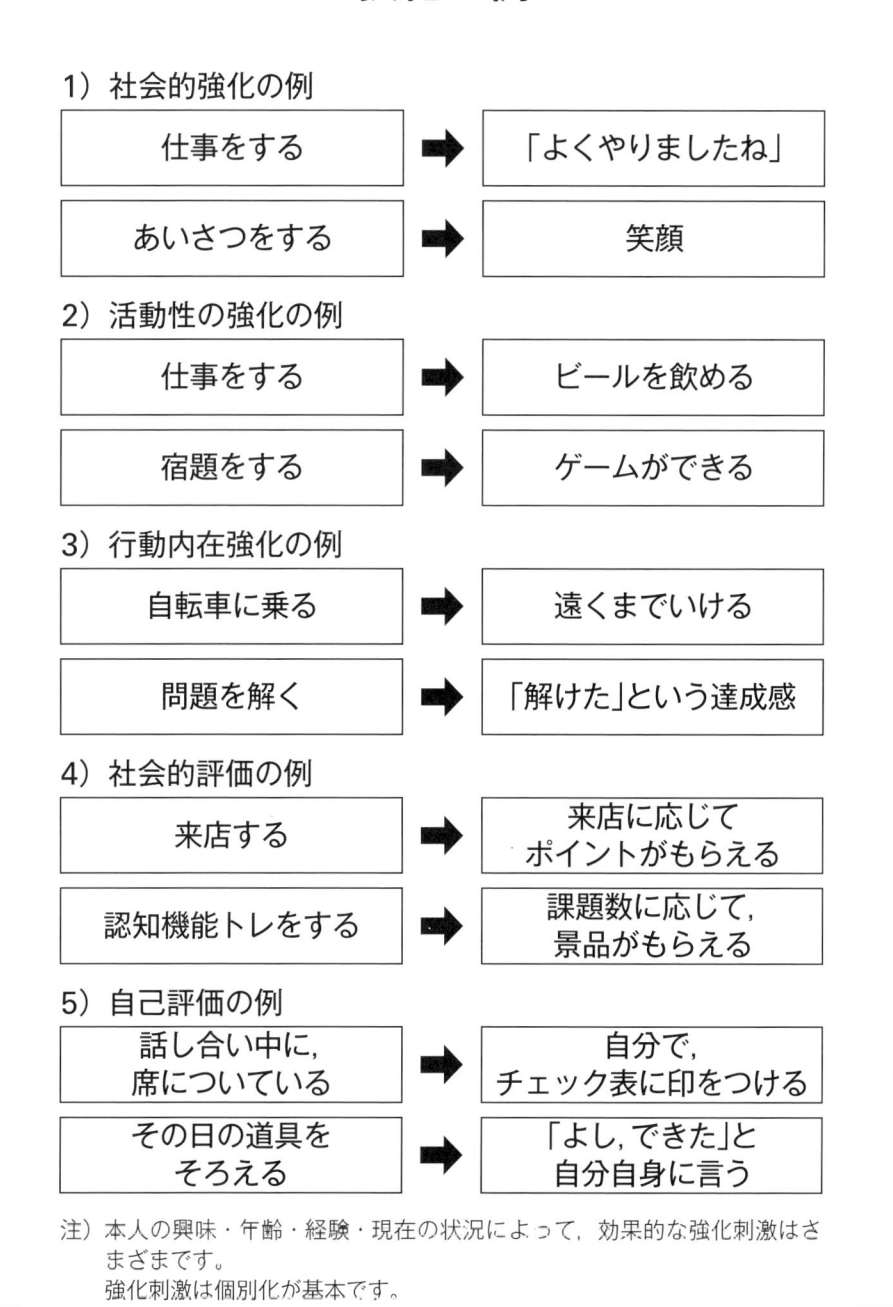

## 強化の例

1) 社会的強化の例

| 仕事をする | ➡ | 「よくやりましたね」 |
| あいさつをする | ➡ | 笑顔 |

2) 活動性の強化の例

| 仕事をする | ➡ | ビールを飲める |
| 宿題をする | ➡ | ゲームができる |

3) 行動内在強化の例

| 自転車に乗る | ➡ | 遠くまでいける |
| 問題を解く | ➡ | 「解けた」という達成感 |

4) 社会的評価の例

| 来店する | ➡ | 来店に応じてポイントがもらえる |
| 認知機能トレをする | ➡ | 課題数に応じて,景品がもらえる |

5) 自己評価の例

| 話し合い中に,席についている | ➡ | 自分で,チェック表に印をつける |
| その日の道具をそろえる | ➡ | 「よし,できた」と自分自身に言う |

注) 本人の興味・年齢・経験・現在の状況によって,効果的な強化刺激はさまざまです。
　　強化刺激は個別化が基本です。

は，「記録表に記入する」ことは自己評価の強化として成立していると言えます。

　また児童を対象にしたSSTなどでは，SSTに参加すると出席カードに本人たちが好きなキャラクターのシールや判子がもらえるシステムを導入したりします。この時のシールや判子は，「SSTに参加する」という行動に対しての社会的評価の強化として成立していると言えるでしょう。また，SSTの後に自由に遊べる時間の枠を設定する場合も見られますが，これは活動性強化の例で，「SSTに参加する」行動に対して「遊びの時間」が活動性強化として成立しているわけです。

　しかし，これまで述べてきた強化刺激にはとても大切なポイントがあります。それは強化刺激というのは，あくまで「行動を起こした人にとって」望ましいものでないと意味がないという点です。先ほど例に出した出席カードのシールやハンコですが，参加者にとってそれを集めることに興味が持てる，楽しいと思えることでなければ，それは強化刺激としては成立しないのです。SSTグループ中の正のフィードバックの言葉や拍手も，フィードバックを受けた人にとって「嬉しい」と思えるような望ましいものでなければ，それは強化刺激ではないということになります。強化刺激というのは，本人の興味，年齢，経験，現在の状況によって変わってきます。目の前の人のある行動を増やす目的で，操作的に強化刺激を与え，介入しようとする場合には，常に今現在の目の前の人にとっての強化刺激は何かを意識し，個別化しとらえていくことが重要になります。

　一方で，こんな時も行動が維持され増えることがあります。それは行動の直後に「行動を起こした人にとって望ましくないことがなくなった時」です。これも強化にあたります。たとえば，いやな仕事に対して文句を言ったら，嫌な仕事をしなければならないことが消失した，つまりいやな仕事しなくて済んだ場合などです。このようなことが起きると，この「嫌な仕事に対して文句を言う」という行動は強化されて，増えていくでしょう。このように，その人にとって望ましく状況が取り除かれていることも「強化刺激」となります。先ほどの例で言えば「了解の返事をする」行動に対して「しつこく誘われることが止む」ことが強化刺激となっているのが，この場合に当てはまります。

## こんな時も行動が維持／増えます

▶行動の直後に『行動を起こした人にとって望ましくない』ことがなくなった時

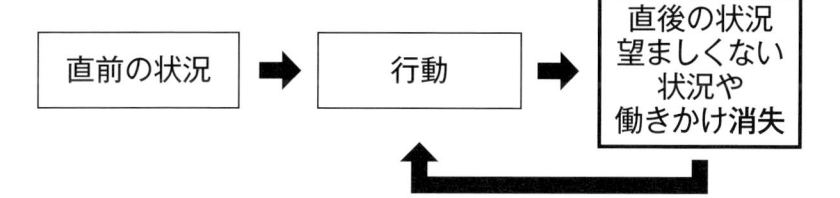

```
直前の状況 → 行動 → 直後の状況
                    望ましくない
                    状況や
                    働きかけ消失
```

注）この場合も行動は増えたので『強化』

## 望ましくないことの消失によって増える行動の例

「文句を言う」行動が増える（続く）時

| 嫌な仕事に対してブーブー言う | ➡ | 嫌な仕事をしなくて済む |

「ごめんなさい」という行動が増える（続く）時

| 「ごめんなさい」 | ➡ | お説教が終わる |

「うるさい」という行動が増える（続く）時

| 「うるさい」 | ➡ | 騒ぎが一時的に収まる |

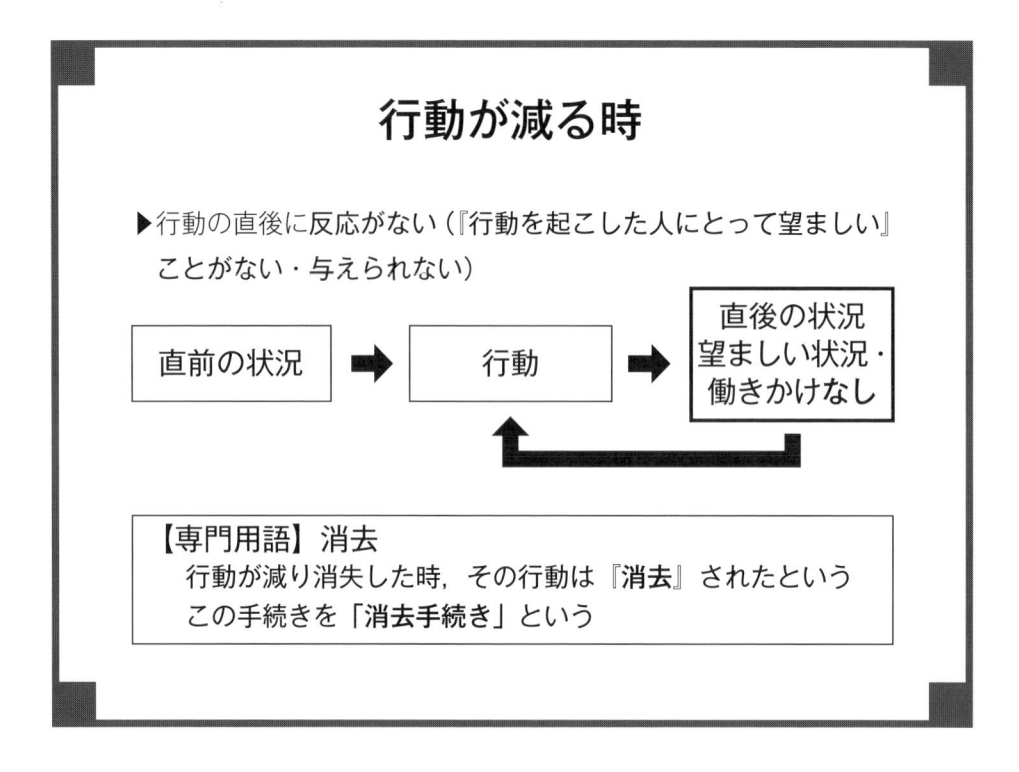

## 行動が減る時

▶行動の直後に反応がない(『行動を起こした人にとって望ましい』ことがない・与えられない)

直前の状況 → 行動 → 直後の状況 望ましい状況・働きかけなし

【専門用語】消去
　行動が減り消失した時,その行動は『消去』されたというこの手続きを「消去手続き」という

　以上のように,行動が増えたり維持されている時には,後続刺激は「強化刺激」として成立していることが考えられます。ステップ２で行動分析をし,その分析対象とした行動が増えたり持続されたりしている場合には,この後続刺激が「強化刺激」となっていると考えられるわけです。

　一方で行動が減る時というのもあります。それは行動の直後に反応がない(行動を起こした人にとって望ましいことがない,与えられない)という時です。先の例で言えば,何度もやんわり断っても,相手にされず流されるうちに,断るのをやめてしまうといったことです。この時,行動(断る)は,後続刺激(相手にされずに流される,断ることを受け入れるという反応がない)に「消去」されたという言い方をします。行動分析において,対象とした行動が減っている場合,後続刺激に当該行動は消去されているのではという視点から検討することとなります。
　また行動が止む場合もあります。これは,行動の直後にその人にとって望ましくな

## 行動が止む時

▶行動の直後に『行動を起こした人にとって望ましくない』ことがある（与えられる）

直前の状況 → 行動 → 直後の状況 望ましくない状況や働きかけあり

◆『行動を起こした人にとって』がポイント

【専門用語】罰刺激／嫌子
　行動が減り消失した時に現れた，直後の状況や働きかけを『罰刺激』という

## 行動が減る（消去）の例・行動が止む例

「断る」行動が減る時

断る → 断りを受け入れるという反応がない

「断る」行動が止む時

断る → 不機嫌な表情をされる　不安になる

いことが起こった時，与えられた時です。このような時はこの後続刺激のことを「罰刺激（嫌子）」と呼びます。先ほどの例では断るという行動に対して「冷たいわねと不機嫌な表情をされる，不安になる」という後続刺激は，罰刺激であると言えます。

## Ⅲ　行動分析によるアセスメント

　このように，行動を3つの枠組みでとらえることによって，その行動に至っているメカニズムと，その行動がなぜ維持されたり増えたりしているのか，もしくはなぜ消去されてしまうのかが明確にアセスメントできます。このアセスメントができていないと，SSTで適切な課題設定ができなくなってしまいます。さらには他の対処法を補助的に使うことの有用性や，時にはSSTではなく他の技法で対処した方がより効果的であることにも気づきにくくなってしまうのです。

　この発想によってアセスメントすることによって，当該行動が問題行動であった場合には，具体的な手立てが立てやすくなるということを前にお話ししましたが，具体的には以下の通りです。
　先行刺激が明らかになれば，その刺激を取り除くなどの環境調整をすることで，問題行動が生起しないように介入することもできますし，その刺激場面を回避するなどの対処法も考えられます。
　行動が明らかになれば，その行動と相容れない拮抗する行動をとるようにするなどの対処法が考えられます。
　後続刺激が明らかになれば，問題行動に対してはその強化刺激を取り除くようにし，消去の手続きをとるようにします。少ないながら起きている望ましい行動の場合はその強化刺激を増大させるような工夫をします。すでに望ましい行動が消去されてしまっている場合には強化刺激を導入し，望ましい行動に対して罰刺激が起きている場合にはその罰刺激の撤去を試みるわけです。
　このような先行刺激や後続刺激への介入は，本人の負担が少なく行動変容が起きやすいと言われています。本人が意識的な努力によって行動を変えようとしな

くても，先行刺激を変えれば自然とその後に続く行動は変わっていきますし，後続刺激を変えればその行動がやがて望ましい方向へと自然と増えたり減ったりしてくれるからです。

　実はSSTでうまくいかない問題の中には，先行刺激や後続刺激への介入を先に行った上でSSTを行ったほうがいい場合が多くあります。先行刺激を整えさえすれば，そこでできないと悩んでいたスキルが発揮されるようになったり，後続刺激に介入することで不適切な対処が減り適切なスキルを行えるようになったりすることがあります。ですから，行動分析をきちんと行うことで，より有効なSSTの活用が望めるようになるわけです。中には，このアセスメントをすることで，本来はSSTで扱うべき領域でない問題であったことに気づく場合もあるかもしれません。つまり，先行刺激や後続刺激への介入で十分に問題が解決される場合です。しかしそれに気づかずにSSTで解決しようとすると，結局は失敗し多くの負担や苦労を当事者だけでなくリーダー自身もすることとなり，両者ともに疲弊するという結果を招きかねません。SSTも多くある技法の1つであり，当然のように効用と限界はあります。その効用と限界を見極めた上で，この問題は扱うべき問題なのか，SSTが一番適切な技法なのかどうかをきちんとアセスメントすることはとても大切なことではないでしょうか。

## おわりに

　行動分析の3つの枠組みの発想を持っていることで，SSTでのターゲットスキルの選定の際，そのスキルで適切かどうかをより的確にアセスメントできるようにもなります。つまり，本人にとっての望ましい結果をもたらしてくれそうかどうか，きちんと強化刺激をもたらしてくれるものかどうかという視点を持てるようになるのです。身に付けようとしているターゲットスキルが強化刺激をもたらさないのであれば，維持されずにやがて消去されることがきちんと理解できるようになり，そのスキルの練習は効果的でないことにリーダーは気づきやすくなります。SSTでは本人の希望にそって練習されるスキルを決めていきます。しか

し，その本人の希望しているスキルがもし強化刺激をもたらさないものだとすれば，リーダーは本人が適切にスキルを練習課題として抽出できるように，援助しなければならないでしょう。

　さらにはこの枠組みの発想を持つことで，バックアップスキルの必要性にも気づきやすくなります。この発想を意識することで，相手から望ましい反応が得られない可能性やネガティブな反応（つまり罰刺激）がもたらされる可能性を常に考えられるようになります。そうすることで，適切なバックアップスキルを導入する発想を自然と取れるようになることでしょう。

　また問題行動が起きている場面に対して新たなスキルを入れようと試みる場合には，それが十分に相容れない行動，拮抗する行動として成立しているかを検討する発想も出てくるようになるでしょう。拮抗する行動として不十分な場合は，従来の問題行動も同時に起こりうることも予測しなければならないでしょうし，その上で別の対処法の必要性に気づくことにもつながることでしょう。

　またこの3つの枠組みの発想は，アセスメントだけでなく，グループ中のリーダー一つ一つの動きが，本当に効果的にメンバーさんに働いているのかを意識する上でも役立つものです。SSTに参加する，ロールプレイを観察する，発言する，自分の練習課題を抽出する，注意集中して耳を傾けるなどなど，参加者のセッション中の一つ一つの行動に対して，リーダーとしてきちんと強化刺激を提示できているのか，望ましくない行動にはきちんと消去の手続きが取れているかどうか（消去の手続きのつもりでも本人にとっては強化刺激になっていないか）などを自己点検する際にも有用だと思われます。この自己点検ができるようになるとセッション運営がスムーズになるだけでなく，メンバーのSSTへの積極的なかかわりを増大させる事が可能となるでしょう。

　ぜひ，この3つの枠組みを身に付け，アセスメントに役立てるだけでなく，セッション中のリーダーのより効果的なかかわりを模索する際にも役立てていただければ幸いです。

※スライド資料は2007年度に「発達障害に対するSST講座中級（青森県発達障害者支援センター主催）」で使用したものを一部改変しました。共に講師をしていただいた泉舘剛（財団法人竹田綜合病院心の医療センター）より資料の使用許可を頂きました。ありがとうございました。

文　献

河合伊六監修，辻下守弘・小林和彦編集（2006）リハビリテーションのための行動分析学入門．医歯薬出版株式会社．
P. A. アルバート・A. C. トルーマン著，佐久間徹・谷晋二監訳（1992）はじめての応用行動分析．二瓶社．
杉山尚子（2005）行動分析学入門 —— 人の行動の思いがけない理由．集英社新書．
山本淳一・池田聡子（2005）応用行動分析で特別支援教育が変わる子どもへの指導法略を見つける方法．図書文化．

解答

## Work 1　行動のとらえ方として適切なものはどれですか？

「思いやりの心を持つ」行動ではない

「思いやりの心を持つ」行動では，人によって想像する行動はまちまち。つねに具体的にとらえましょう。

「皆が話している仲間に入る」行動ではない

これでは「行動」としてとらえるには大きすぎます。「話している輪に近づく」「輪の中に入る」「今何の話をしているの？と隣の子に聞く」「輪の中で発言する」などの複数の行動が含まれています。細分化して，スモールステップでとらえましょう。

「席に座っていない」行動ではない

〜ないというのは行動ではありません。「座る」という行動が短いととらえるか，座る代わりに起こしていた行動（立つ，歩き回るなど）をとらえていきましょう。

「怒られた／誉められた」行動ではない

受身は行動ではなく，状態を表していると考えます。受身の状態を引き起こした自発的な行動をとらえましょう。怒られる，誉められる原因となった行動をとらえればいいのです。

## Work 2　行動分析

「デイケアの後にお茶に行こうって誘われるんですが，本当は断りたいんです。デイケアに来てまだ日が浅いので，慣れていないのもあって，デイケアが終わるともうけっこう疲れちゃってて。だから，本当はまっすぐ家に帰りたいんです……。でも，誘ってくれる方は気をつかって誘ってくれているのかもとも思うと，ついつい断れなくって……」

※ここの情報だけでは行動分析をするには不足しています。実際はその不足している情報を面接や観察で引き出すことになります。ここでは想像で構いませんので，当てはまりそうな内容を3つの枠組みのそれぞれに記入してみましょう。

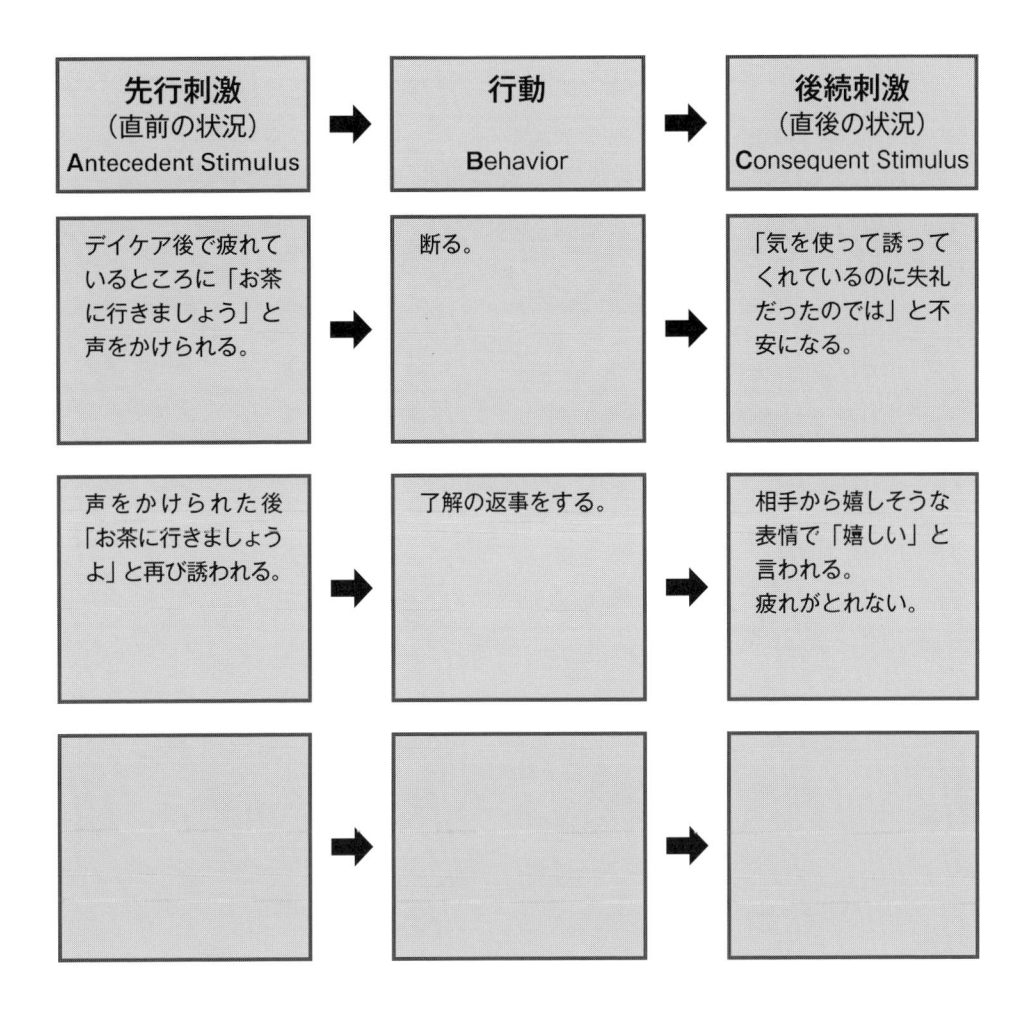

| 先行刺激（直前の状況）Antecedent Stimulus | 行動 Behavior | 後続刺激（直後の状況）Consequent Stimulus |
|---|---|---|
| デイケア後で疲れているところに「お茶に行きましょう」と声をかけられる。 | 断る。 | 「気を使って誘ってくれているのに失礼だったのでは」と不安になる。 |
| 声をかけられた後「お茶に行きましょうよ」と再び誘われる。 | 了解の返事をする。 | 相手から嬉しそうな表情で「嬉しい」と言われる。疲れがとれない。 |
|  |  |  |

# 2. ドライランをライブでどうアセスメントするか

舳松 克代

## はじめに

ニーズを抽出し，具体的目標を協働作業で設定し，動機付けをして課題に取り組み始める準備ができたらいよいよ SST のセッションが始まります。

SST の基本訓練モデルの流れをもう一度確認しておきましょう。

### 基本訓練モデルの流れ

①雰囲気作り

②オープニング・SST の目的と意義，方法について説明する

③グループのルールを説明

④個人の練習に移る

⑤目標の確認と今日の課題やテーマを選定する

⑥具体的な場面を聞く

⑦本人が希望する対処の方向性を確認し，必要なスキルを考える

⑧現実場面を再現し，役割をふって 1 回目のロールプレイ（ドライラン）

⑨できていた点を出す

⑩アドバイスを出す

⑪アドバイスの中から取り入れたいものを選ぶ

⑫選んだアドバイスを取り入れたモデリングを見る

⑬モデリング通りに 2 回目のロールプレイ（再演）

⑭できていた点を出す

⑮練習したスキルを使える場面の有無を確認し，宿題として設定する

この講で取り上げるのは，⑧のドライランと言われる 1 回目のロールプレイの部分です。この部分の重要性は，初級研修では当事者が今持っているスキルの観察をすると教えられているはずです。しかし実際にはドライランの部分をアセスメントをする瞬間として有効に使えている SST リーダーは少ないのが現状です。またドライランは今まで単体で取り上げられ、語られたことのない部分でもあります。今回ドライランに部分にこだわりを持って有効に活用することを論じていきます。

## Ⅰ　アセスメントの重要性

　アセスメントは，訳すと「評価，査定」となります。医療，看護，福祉，心理などさまざまな領域で個々のアセスメント技法が展開されています。

　アセスメントの意義は評価することだけではありません。なぜ評価するかと言えば，次の段階の計画を立てやすくするために行うのです。ですからアセスメントという作業は，現状を把握し，次の展開のための可能性を見出す作業であるともいえます。

## Ⅱ　SSTにおけるアセスメント

　SSTにおいては，その人の特徴や傾向，脆弱性や強み（ストレングス）について，生活技能面や対人技能面，認知機能面などさまざまな側面を通じて，その人の全体像を総合的に理解することがアセスメントでは求められます。SSTに参加する人たちは，障害の有無や老若男女に関係なく，まずは生活者としてとらえる必要があり，生活者として必要なスキルを獲得するのです。そのためにはアセスメントの段階で，生活者としてとらえてアセスメントをすることが必要になってきます。それぞれの方が，どんな場所で，どのような人たちに囲まれ，どのように生きているのか，その人の人となりをアセスメントします。この点はSSTを展開していく上で非常に重要なことです。疾患や障害を抱えている人を支援する専門職にとっては，ついついまずは疾患や障害に目がいき，不足している点ばかりをアセスメントする傾向があります。不足している点を抽出することも大事ではありますが，こればかりであれば，アセスメントした後の支援計画が立てにくくなります。今できていることと不足していることの両側面をアセスメントできることが大切です。もう1つ気をつけなくてはいけないのは，患者または障害者を支援するという観点だけでアセスメントを行わないことです。病棟など特異的環境だけで発生するスキルばかりを練習している場面に遭遇することがあります。たとえば，「看護師さんにライターやハサミを借りる」などです。このような練習は精神科病棟だけに発生する場面であり，実社会では実用性がありませ

ん。私たちが日常ライターやハサミなどを使うときに誰かに許可を得て貸し出しを求めることはないはずです。患者または障害者を支援するという観点に偏りすぎてしまうことは，支援者側の差別観の現れです。その人たちが生活者として何が必要なのか？という観点でアセスメントすること，特異的環境で発生している問題は，非特異的環境下ではどのような対人場面に置き換えて考えられるか，という両方の観点を持ってアセスメントすることが必要です。

## Ⅲ　アセスメントの種類

　アセスメントをどのように行ったらいいかということは研修会でベスト3に入る多い質問です。簡便でかつ精度の高いものがあったらいいな，と思うのは，日常臨床や支援場面にいるものであれば，しばしば思うニーズです。しかし，答えは簡単で，簡便で精度の高いツールというのはありません。アセスメントは地道な積み上げと手間暇がかかるものなのです。なぜなら私たちが対象としているのは，ロボットではなく常に変化をし，成長する人であり，またアセスメントをするのも人で，コンピューターのような客観性と瞬間的処理はできません。アセスメントの種類は大きく4つに分けられると考えています。

### 1.　面接によるアセスメント

　SSTの導入前に場を設定し，ニーズを聞いたり，質問をして不明な点を明らかにしていきます。何を聞いたらいいかということも迷われると思いますが，こうしなくてはいけないということはありません。私自身は，章末の資料（別紙）に示す用紙を使って，ここに情報を埋め，本人から聴取しなくてはわからないことを面接で聞くようにしています。A. S. ベラックらが用いている「社会状況面接」を用いて面接するのもよいでしょう。

　面接は長時間である必要はありません。数分でも数十分でも構いません。事前に面接で何を聞き，何を知りたいかということが明白になっていれば，短時間でことは足りますし，漠然としていると長く面接をしても結局時間だけが経過し，

意味ある事柄が引き出せずに終わってしまいます。面接によるアセスメントで一番重要なのは，情報を収集することよりも，その場で展開される対人行動をhere and nowで評価していくことです。言語だけでなく非言語的サインまた沈黙の意味など，総合的に評価をしながら面接を進めていくことが必要になってきます。その人が質問に適切に答えられているか，感情の表出や表情や視線などはどうか，などさまざまな点について目を配り評価することが重要です。

### 2．情報収集

1．で述べた面接によるアセスメントでは情報収集の役割もあります。さらに面接という限られた時間や空間ではなく，日常的な行動や出来事をさまざまな職員などから情報を収集することも大切です。たとえば，私自身の経験ですが，病棟では臥床ばかりしている患者さんで能動的に対人行動を発動することが少ない人がいました。面接でもあまりしゃべらず，特徴のない方でした。ある時病棟の清掃スタッフが，「○○さんは，部屋のごみを取りに行くと『いつもありがとうございます』と起き上がって言ってくれるんですよ」という話をしてくれました。非常に社会性のある能動的な行動がとれる人なのだと驚きました。この情報を基にさらに情報を収集してみると，働いた経験やそれも接客業をしていたこともわかり，SSTでの目標や練習プログラムを考える上で有益だったことがあります。私たち専門職には見せない一面を，清掃スタッフに見せていたのでした。このようにさまざまな人から情報を収集することは多側面の情報を集められ，より多角的なアセスメントが可能になります。

### 3．日常の観察

特別なセッティングはせず，日常の生活を観察することで得られる情報は，面接で得られるものよりもSSTを実施していく上では最も有益な情報が得られると筆者は感じています。SSTは日常場面で展開される対人技能を取り上げるのですから，日常生活の行動を観察することでアセスメントをしながら，その人の課題や目標を見つけることもできます。

観察する視点は「できていること」と「できていないこと」の両側面です。対人関係はどのような特徴を持った人なのか？人とのコミニケーションはどの程度持てる人なのか？集団での過ごし方や同性，異性，目上の人や同世代との付き合い方はどうか？などさまざまな観点で観察することが必要です。その際遠巻きに眺めているのではなく，私たちがかかわりを持ちながら観察することで，より有益な観察ができるはずです。今一度私たちがきちんと日常生活を観察できているか見直してみましょう。

## 4．検査や評価用紙を用いたアセスメント

検査や評価用紙を用いたアセスメントは，実際一番実施してみたいというニーズが高いです。それのニーズの背景には，簡便でより客観的なデーターが得られるのではないかという期待が込められていることが多いです。しかし，検査や評価用紙で得られる情報はほんのわずかであって，面接や情報収集などから得られた情報と併せてアセスメントしなければ意味がありません。

実際には検査や評価用紙は手間暇がかかります。得られた情報の処理や分析という過程を考えると，その割に得られる情報は少ないと言えるでしょう。しかし，SSTの効果の比較や研究をする者にとっては，これらの客観的評価をせずに，論文を書くことはできません。日常で簡便に使おうというのではなく，時間と労力をかけて客観的データーを集積したいというニーズがある方にお勧めです。

参考までに標準化されているいくつかの評価方法をご紹介します。

### 1）特定の場面での対人技能を測定する

〈ロールプレイテスト〉

日常生活で起こりうる12場面を提示し，状況の認知，対処を問い，実際の行動をロールプレイで行ってもらう。その様子をビデオテープに取り，第三者の評価者が12項目について五段階で評価するもの。

実際に行うと1人当たり1時間程度を要し，評価者トレーニングも必須であることから，研究用に用いると良い。

(池淵恵美，宮内勝，安西信雄ほか（1994）ロールプレイテストによる慢性精神障害者の生活障害の評価．精神神経学雑誌 96(3)；157-173)

### 2）生活技能全般の評価

〈精神障害者社会生活評価尺度 LASMI〉

5つの下位尺度40項目を5段階で評価するもので，日常生活，対人関係，労働または課題の遂行，持続性・安定性，自己認識について全般的に評価する。

さまざまな角度からの評価をしなくてはいけないために，多くの情報が必要である。実際に用いるためにはきめ細かな観察を行う必要性がある。デイケアや作業所などに通所している精神障害者の生活を評価するには良い。

(岩崎晋也，宮内勝，大島巌ほか（1994）精神障害者社会生活評価尺度の開発：信頼性の検討（第1報）．精神医学36(11)；1139-1152)


〈生活技能プロフィール LSP〉

5つの尺度39項目を4段階で評価するもので，身辺整理，規則遵守，交際，会話，責任についての項目がある。地域生活を送る統合失調症患者の生活技能を測定するために開発され，家族などの非専門家でも簡便に使用できるようになっている。

(長谷川憲一，小川一夫，近藤智恵子ほか（1997）Life Skills Profile（LSP）日本版作成とその信頼性・妥当性の検討．精神医学39(5)；547-555)


〈REHAB〉

23項目の評定からなる評価用紙に，職員等が1週間にわたり観察した対象者の「逸脱行動」「全般行動」を記入評価する。個人記録のみでなく，ユニットごとの集団（病棟，デイケア等）としての特徴も把握できる。精神病院，デイケアセンター，退院前のユニット，長期の入院病棟，慢性重症病棟，共同住居その他，1週間以上にわたって対象者を観察できる施設ならば利用可能である。心理検査を販売しているところからパッケージを購入できる。

(山下俊幸，藤信子，田原明夫（1995）精神科リハビリテーションにおける行動評価尺度「REHAB」の有用性．精神医学37(2)；199-205)

〈社会適応尺度 SAS-Ⅱ〉

　本来はうつ病患者の社会適応を測定するものとして開発され，改訂を加えられて，統合失調症にも使用できるようにしたものである。5部門計52の項目について，最近2カ月の生活状況について半構造化面接により評価する。仕事，世帯，親族，社交・余暇，健康状態のさまざまな場面を網羅している。

(仲尾唯治，北村俊則 (1986) 社会適応尺度 (SAS). 精神衛生研究 33；67-119)

### 3）精神症状

　陰性症状評価（SANS），簡易精神症状評価尺度（BPRS），陽性・陰性症状評価尺度（PANSS）などがある。

## Ⅳ　ドライランの中でアセスメントすることの意味

### 1. セッションの中でのアセスメント

　アセスメントは，事前に行い，終了すると思っていらっしゃる方が多いと思います。しかし，アセスメントはSSTのセッションが始まっても毎回，毎瞬がアセスメントであって，アセスメントをし，練習課題を見出し，効果が出現し，また次のステップに向かってのアセスメントをするといったふうにエンドレスなのです。

　セッションの中で行われる行動は，擬似的な場面ではありますが，現実に近い環境下で，その方々の行動をアセスメントできる絶好の機会となります。

　セッション中にアセスメントが行える場面を挙げてみます。

### 1）ウォーミングアップ中

　ウォーミングアップは，参加者をリラックスさせ，またこれから学習をという準備性を高めるために行われます。しかしもう一側面，活用の仕方によっては，有効なアセスメントができる場に変身します。そのためSSTのウォーミングアップを有効に活用するためには事前にどのようなことをアセスメントしたいのか？という事前の計画が必要です。

## 2. ドライランをライブでどうアセスメントするか

### Work 1

それぞれのウォーミングアップで，どのようなことがアセスメントできるか，例を参考に以下の表に評価の項目を挙げてみましょう。

|  | アセスメントできること |
|---|---|
| 例：しりとり | 注意機能　　実行機能　　送信技能 |
|  |  |
|  |  |
|  |  |

### 2）自分の課題に取り組む際に

自分の課題に取り組む際には，その人を集中してアセスメントすることができます。課題の設定が自分でできるかどうか，具体的場面を他者にもわかるように説明できるかなどから始まり，実際はどのような行動パターンを展開する人なのか，自分の行動を客観的に評価できる人なのかどうか，他者から出るアドバイスを理解でき，それを取り入れることができる人なのかどうか。挙げればきりがないほどチェックすべき点はあるはずです。

あくまでも参考までにリーダーがその場でどのような視点を持ってアセスメントしているのか一例を出します。

課題設定では

「どんな理由でその課題を選んだのか？」

「その課題は SST で練習する課題として適切かどうか？」

「その課題は生活場面でまったくできていないのか？それとも『できない場面がある』ということなのか？」

「その課題は頻繁に起こる課題なのか？」

「その課題をこの機会に挙げた理由は何か？」など

状況設定では

「その状況を挙げたのはどんな理由からなのか？」

「この状況は，この課題を達成する場面として適切かどうか？」

「この状況の何がその課題の達成を困難にさせているのか？」

「この状況の何が変化すれば，その課題が達成しやすくなるのか？」

「課題を困難にしているものは他にはないか？」

「課題が達成しやすくなる変化は他にはないか？」など

　リーダーやコリーダーは，常に頭の中でさまざまな項目についてのアセスメントを実施していきます。

### 3）相手役として参加した場合に

　相手役として参加した人も見逃しはしません。自分の課題でやっている時よりも緊張感が少なく，また違った雰囲気や対人行動を示す人がいるからです。相手役としてどう振る舞えばいいかすぐに理解できる人もいますし，かなり詳細なセッティングは必要な人もいます。せっかくのチャンス見逃さないように相手役にも気を配りましょう。

### 4）モデリング役を行った場合に

　モデリングを参加者が行った時もいいアセスメントの機会になります。モデリングは模範行動を行うわけですから，それができることは要求にこたえられ，かなりのスキルを身に付けているとも考えられます。ただやる気ばかりはあるけれども実際には模範行動を展開できない人は，どのようにリーダーとしてはアセスメントできるでしょうか？

### 5）フィードバックの時

　参加者が出すフィードバックも重要なアセスメントの機会となります。良い点と言っているのに，上手くいかなかった点を出す人もいますし，なかなか気が付かない点を鋭い観察力でフィードバックとして挙げてくる場合もあります。そもそもここは他者を正確に認知できているかということを見るには絶好のアセスメント場面なのです。

## 2．ドライランの中でのアセスメント

　ドライランは冒頭にも示したように，SSTのセッションの⑧番目にあります。

ドライランは，初級研修ではいつもの通りに行動をやってもらうとさらっと習っている方が多いはずです。しかし，ドライランはそれだけではなく「今，ここで」展開される行動を瞬時にアセスメントし，その後の練習の戦略をリーダーが考えていくという重要な場です。SSTのセッション前にはだれもが本日の個別の計画を立てているはずです。しかしその計画通りに行く場合でも行かない場合でも，ドライランでアセスメントし，どこを強化するか，長期目標や短期目標と照らし合わせて何ができており，何ができていないかをアセスメントする必要があります。特にグループの特性によって事前のアセスメントが難しいグループ（たとえば，生活支援センターなどで行うオープングループ，いくつかの病棟から集まって実施されるセンター方式でのグループなど）では，ドライランの中でのアセスメントが生命線となります。

　UCLAのR. P. リバーマン教授が来日した時に自らリーダーを行ったセッションを何回か拝見したことがあります。デイケアや病院，地域の作業所などで初めて会ったメンバーを相手にSSTをやったのですが，まるで何回か会ったことがあるのではないかと思うほど他者理解が早く，また事前に打ち合わせをしているのではないかと思うほど的確な戦略で，魔法のように見えました。筆者自身がSSTについて考えが深まっていくと，あれは魔法ではなく，ドライランの中でアセスメントを瞬時に行っているのだということがわかりました。このドライランの中でのアセスメントこそ，上級者の技と言えるでしょう。

## 3. ドライランの中で行うアセスメントのポイント

　ドライランの中で行うアセスメントは限られた時間の中で行わなければならないという制限があります。この時間は人によってさまざまですが，数秒から，数分で，十分な時間はありません。ですから事前にどのような点をアセスメントしたらいいのか，視点をまとめておくとよいでしょう。

　筆者自身はドライランで何をアセスメントしているかと記すと，「認知機能」と「場面に必要なスキルは何か」の2点です。それぞれの中で細かくアセスメントはしていますが，大きな項目が複数あると，リーダー自身が混乱して注意集中を維

持してロールプレイを見られなくなります。ですからこの２点を心がけています。

ではそれぞれの項目で具体的にどのようなことを見ているかを説明していきます。

１）認知機能

対人関係のおける認知のプロセスを受信技能→処理技能→送信技能に分けて考えます。

受信技能は，情報を読み取り，受け取る役割を持っています。ここで得た情報は，処理技能の段階に移動し，整理され，理解を深め，次の行動計画を立てます。行動計画が立ったら送信技能で，言語的または非言語的なツールを用いて行動を起こします。

簡単にいえば，ドライランの中でこの人の受信，処理，送信技能の特徴を把握します。

詳細にいえば，以下のようになります。

「この課題の達成を困難にさせているのは？受信は？処理は？送信は？」

「得意な機能は何か？受信は？処理は？送信は？」

「それらがうまく機能しているのは，どんな理由があるのか？」

「また，機能していないものは何か？」

「機能していないのは，どんな理由があるのか？」

「この課題の達成に向けてさらに活用できそうな認知機能は何か？」など

### Work 2　認知機能をアセスメントしてみましょう

あるドライランの場面を示します。文章から読み取ることは，ライブ感がありませんが，認知機能をアセスメントするという感覚をつかんでみてください。

#### 加藤さん　男性　30歳代の練習

加藤さんは「人の話を聴く」練習を続けてきています。今回は職場の昼休みに悩みごとを抱えている男性の同僚の話を上手く聴けなかったことを練習場面として挙げてきました。自分でも何が悪かったかわからなかったけれど，なんだか相手はすっきりしていない顔をしてその場を立って行ったということです。実際そ

| | 特　徴<br>（できていたところ，できていなかったところ） | どのような行動からそう思ったか？ |
|---|---|---|
| 受信技能 | 注意をむけることができる<br><br>注意を維持することが難しい<br>特に何かをしないからという状況下で顕著 | よびかけに気づいている<br><br>食事をしながら話しかけられた時，相手の言ったことに対して，聞き返している |
| 処理技能 | 問題が発生した時に自分なりに対処できている<br><br>もしかしたらバリエーションはないか？ | 相手の言ったことを聞きもらした時，尋ねることができている<br><br>全体的に応答が簡潔すぎ，会話のふくらみが足りない |
| 送信技能 | 言語的コミュニケーション<br>　声の大きさ（小さい・(適度)・大きい）<br>　声の抑揚（(ある)・ない）<br>　会話のスピード（遅い・(適度)・早い）<br>　会話の自発性<br>　　（(自分から話せる)・自分から話せない）<br>　会話の持続（持続できる・(持続できない)）<br>　会話のまとまり<br>　　（(まとまっている)・まとまっていない）<br><br>非言語的コミュニケーション<br>　視　線（(合う)・合わない）<br>　表　情（(豊か)・乏しい）<br>　身振り（(適度)・乏しい）<br>　姿　勢（(適度)・悪い） | |

の時の場面を再現してみることになりました。

〈ドライラン〉
(食堂で1人でラーメンを食べているところ)
同僚：ああ，加藤さんここいい？
加藤：いいよ（ラーメンすすっている）。
同僚：最近，仕事きつくない？
加藤：きつくないけど（ラーメンすすっている）。
同僚：何人も退職者が出てその仕事がどんと回ってきたんだよね。
加藤：えっ？（顔をあげて）今何て言ったっけ？
同僚：だから退職者が何人も出ているって。
加藤：それは大変だよね。うちの部署もそうなっちゃうのかな。

　この場面についてアセスメントをしてみましょう。紙面で行っているので，埋まらない部分もあると思いますが，できるところをやってみましょう。

### 2）場面に必要なスキルは何か

　認知機能を評価しつつ，私たちは次の展開も計画していかなくてはいけません。ただ本人からの提案が出るのを待っているのは，訓練としてはお任せしすぎで無責任ですし，必ず受け入れられなくとも，専門家としての計画を持って介入することが必要です。ドライランを眺めながら，この場面をもっとよい展開に変化させるには，練習する人がどのような技能を身に付けるとよいのかということを考えていきます。

　具体的には「課題達成にむけて，どのようなスキルが備わればいいか？」「またそれに向けた『次の一歩』はどのようなステップになるか？」というようなことです。

## 2. ドライランをライブでどうアセスメントするか

### Work 3  場面に必要なスキルは何か

前述の Work 2 で使用したドライランの場面を用いて，下記の点を考えてみましょう。

①この場面では何がうまくいかなかった要因だろうか？

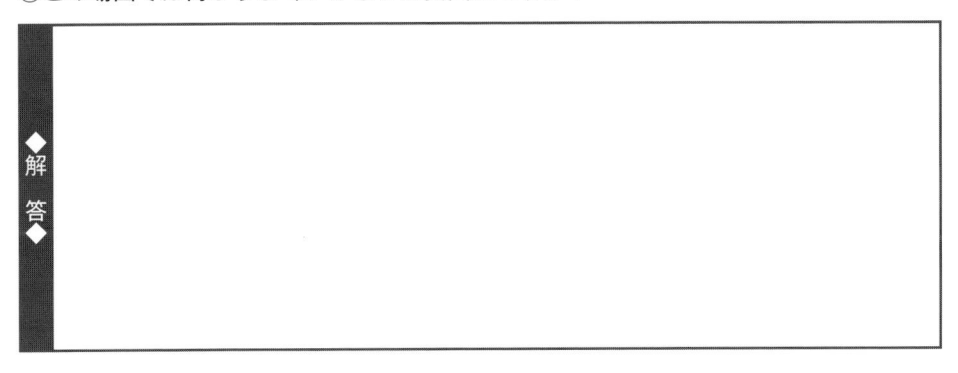

◆解答◆

②この場面をさらに良くするためにはどのようなスキルが必要なのか考えてみましょう。

◆解答◆

③この場合，スキルを獲得することにより，場面はどのような展開になるでしょう。メリットを考えてみてください。

◆解答◆

## Work 4 まとめ

次にあるドライランの場面を示します。今まで行った「認知機能の評価」と「場面に必要なスキル」を考え，さらにこの人の訓練方針を考えてみましょう。

### 伊東さん　女性　20歳代　会社員

久しぶりに家族で旅行しようという話になりました。連休を利用したいと考えていますが，どこもいっぱいで宿がとれません。平日を一日休みにすると行けそうです。まずSSTで練習してみることにしました。

〈ドライラン〉

（朝，ミーティングの時）

部長：おはようございます。では各部門で今日の予定を確認しましょう。

係長：本日は決算締切日なので，5時までその作業をいたします。

課長：うちの部門は，今日外回り中心に行います。

部長：他に何か皆さんのほうからありますか？

伊東：はい（大きな声で手を挙げる）。

部長：何でしょうか？

伊東：来月の月末の金曜日に家族旅行に出かけるので有給休暇がほしいのですが，お願いできますか？

では，ここまでのドライランから読み取れることを下記の用紙や項目に沿って書き込んでみましょう。

## 2. ドライランをライブでどうアセスメントするか

| | 特　徴<br>（できていたところ，できていなかったところ） | どのような行動からそう思ったか？ |
|---|---|---|
| 受信技能 | 自分が話をするタイミングに自らつかめている | みなさんの方でありますか？と言われ手を挙げている |
| 処理技能 | 適切なタイミングで，適切な内容が言えている | ミーティングの場でまわりの人が仕事の話をしているのに，自分の予定の話をしている |
| 送信技能 | 言語的コミュニケーション<br>　声の大きさ（小さい・適度・大きい）<br>　声の抑揚（ある・ない）<br>　会話のスピード（遅い・適度・早い）<br>　会話の自発性<br>　　　（自分から話せる・自分から話せない）<br>　会話の持続（持続できる・持続できない）<br>　会話のまとまり<br>　　　（まとまっている・まとまっていない）<br><br>非言語的コミュニケーション<br>　視　線（合う・合わない）<br>　表　情（豊か・乏しい）<br>　身振り（適度・乏しい）<br>　姿　勢（適度・悪い） | |

①この場面では何がうまくいかなった要因だろうか？

◆解答◆

②この場面をさらに良くするためにはどのようなスキルが必要なのか考えてみましょう。

◆解答◆

③この場合，スキルを獲得することにより，場面はどのような展開になるでしょう。メリットを考えてみてください。

◆解答◆

## おわりに

　ドライランは今まで取り立ててこなかった部分ですが，SSTの中では重要なポジションにあると考えています．見立てを瞬時に行う技術が必要であり，ドライランの短時間でアセスメントを行うことを続けていくと，短時間で最大の情報を取り入れアセスメントすることができるようになります．筆者は外来や面接などでの見立てが早いとよく言われるのですが，SSTで養った技術だと内心思っています．できないと思う前に心がけてみることこれが一番の上達の道です．ぜひドライランの時間を有効に活用していただければと思います．

### 文　献

A. S. ベラック他著　熊谷直樹, 天笠崇, 岩田和彦監訳（2005）改訂新版　わかりやすいSSTステップガイド——統合失調症をもつ人の援助に生かす　上巻・下巻. 星和書店.
舳松克代編集代表（2008）SSTはじめて読本——スタッフの悩みを完全フォローアップ. 医学書院.

解 答

## Work 3　場面に必要なスキルは何か

①この場面では何がうまくいかなかった要因だろうか？

◆解答例◆
相手の話に注意をひき続けることができなかったことで，話を聞きもらしたり，相手の話を十分聞くことができていない。

②この場面をさらに良くするためにはどのようなスキルが必要なのか考えてみましょう。

◆解答例◆
1) 2つのことを同時にできないので，聞きもらした時点で，「こんなに集中していて，聞きもらしてしまった」と「今の自分の状況を説明する」というスキルを練習する。自分の苦手な状況を相手にもわかってもらえるきっかけが作れる。

2) 努力によって，2つのことが同時にこなせそうであれば，相手の話を聞く練習をする。

③この場合，スキルを獲得することにより，場面はどのような展開になるでしょう。メリットを考えてみてください。

◆解答例◆
会話が充実し，同僚の人との関係が強まる。

## Work 4  まとめ

①この場面では何がうまくいかなかった要因だろうか？

◆解答例◆
ミーティングで，仕事の内容を確認しているにもかかわらず，自分の予定を持ち出していて，場違いな雰囲気になってしまった。

②この場面をさらに良くするためにはどのようなスキルが必要なのか考えてみましょう。

◆解答例◆
1) いきなり要件を言うのではなく，前置きをして，今いいかどうか確かめる。

2) 問題解決技能訓練を用いて，自分が個人的な話したいことで，相談したいことがある時，ミーティングの場でどうしたらいいかをテーマとして策を出していく。

③この場合，スキルを獲得することにより，場面はどのような展開になるでしょう。メリットを考えてみてください。

◆解答例◆
適切な場面で，適切なふるまいができるようになる。

**資料** ## SSTアセスメント用紙

記入日　年　月　日　記入者＿＿＿＿＿＿

氏　名＿＿＿＿＿＿＿＿＿　男性・女性　生年月日＿＿＿年＿＿＿月＿＿＿日＿＿＿才

診断名＿＿＿＿＿＿＿＿＿＿＿＿＿＿＿＿＿＿＿＿＿＿＿＿＿＿＿＿＿＿＿＿＿

状　況＿＿＿＿＿＿＿＿＿＿＿＿＿＿＿＿＿＿＿＿＿＿＿＿＿＿＿＿＿＿＿＿＿

| 生活環境 | 入院（開放・閉鎖）　　単身　　　　　その他<br>デイケア　　　　　　家族と同居 |
|---|---|
| 利用中のグループ | |
| 利用中の社会資源 | |
| キーパーソン | |

| | できていること | できていないこと |
|---|---|---|
| 日常生活の自立 | | |
| 集団の場面で | | |
| 家族関係 | | |
| 交友関係 | | |
| 再発に対する対処技能 | | |

★この人のよいところ・特技・趣味・好きなこと

| | 行動特徴 | SSTで実施できそうな課題 |
|---|---|---|
| 受信技能 | | |
| 処理技能 | | |
| 送信技能 | **言語的コミュニケーション**<br>声の大きさ（小さい・適度・大きい）<br>声の抑揚（ある・ない）<br>会話のスピード（遅い・適度・早い）<br>会話の自発性<br>　　　（自分から話せる・自分から話せない）<br>会話の持続（持続できる・持続できない）<br>会話のまとまり<br>　　　（まとまっている・まとまっていない）<br><br>**非言語的コミュニケーション**<br>視　線（合う・合わない）<br>表　情（豊か・乏しい）<br>身振り（適度・乏しい）<br>姿　勢（適度・悪い） | |

本人が望んでいること _____

スタッフから見た望ましい長期目標 _____
_____

短期目標 _____

田園調布学園大学　舳松克代・ジャパン EAP システムズ　春日未歩子　作成

COLUMN

# アセスメントは
# どうしたらうまくなるのだろう?
### 私の悪戦苦闘の日々

●―― 舳松 克代 *Katsuyo Henomatsu*

　皆さんの中でもタイトルのような疑問を持たれている方は多いと思います。研修会でも受講生からどうしたら上手になりますか？と聞かれます。私自身も同じ疑問を持っていました。

　私は東大デイホスピタルというところで，SSTと初めて出会いました。故宮内勝先生や前田ケイ先生がSSTを行い，全国から見学者が絶えまなく訪れるデイケアでした。1年間は私も自分のSSTの目標を持ち，毎週練習をして宿題を設定し，一メンバーとして参加していました。2年目になりいよいよSSTのリーダーとしてデビューしましたが，SSTの流れは頭に叩き込まれているので迷うことなく実施できても，なにかしっくりしないのです。何がしっくりこないのか考えてみると，SSTで行っているこの課題が実生活で役に立つものをやっているのか，なにかSSTの時間だけ場当たり的な課題を設定しやり過ごしているように思えてならなかったのです。私のリーダーに足りないもの，それはアセスメントなのだとある日気がつきました。

　元々臨床心理学を専門とし，心理テストというアセスメント技術は持っていたものの，それらのデータも上手く活かすことができず，その他あらゆるアセスメントと言われるツールや関連する論文を調べあさりました。

　さらに，さまざまな先生方のSST研修会やいろいろな施設でのSSTにも多数参加させていただきました。アセスメント力をつけなければと焦る中，ある日前田ケイ先生に次のようにご相談したことがあります。「先生のようにメンバーが実生活の役に立つと思えるSSTを実施できるようになりたい。どうしたらできるようになりますか？」若気の至りと今思えば恥ずかしくなりますが，その当時は必死だったのです。前田先生はにこやかに「私はあなたよりも少し人生の先輩だから。仕事をして結婚し，子どもを育て，親の介護もするという経験が役に立っているのよ」と言われたのです。実はその時は，おっしゃっている意味がまったくわかりませんでした。

　さらに焦る私は，リバーマン先生が来日した際に難渋している事例のスーパーバイズをしてほしいことをお願いしました。全国から認定講師や運営委員が集まった場での公開ライブスーパーバイズでしたが，緊張よりも期待とこのもやもやをどうにかしたいと必死でした。私が提示した事例は「好きな看護師さんに告白をしたい」と言う希望を持っていて，ラブレターを書いたり，待ち伏せをしたり問題行動が頻発していました。SSTでこの課題を練習したいと言われる度に，まったく違う課題に何とかすり替えようと毎回多くの努力が必要でした。

　私がこの事例役をやり，リバーマン先生

COLUMN

　がリーダーを実施しました。私が「好きな看護師さんに告白をしたいので練習したいです」というとリバーマン先生は「人を愛するという気持ちを持っていることは素晴らしい。自分が好意を持っている人に告白をするときには，その気持ちを受け入れてくれるかどうか相手の様子を読み取れ，そして好意を持っているという気持ちを伝えられるという2つのことが必要です。どんなに気持ちを伝えても，それを受け入れてくれる相手かどうかが見極められないといつも振られてしまうから，相手の様子を観察できる力をつけることをお勧めします。あなたは自分がこのような練習をしたいと私に的確に伝えられているし，あなたの視線や姿勢や口調はとても好感が持てるので，まずは，自分の伝えたい気持ちを受け入れてくれる人かどうか観察する練習をしてみましょう」と言われたのです。

　私は雷に打たれたような衝撃を受けました。事前に概略はお話ししてあったものの，事例役になりきっていた私はすっかり納得してしまったのです。

　後でこの時の撮影させていただいたビデオを分析しました。そしてわかったことは2つあります。リバーマン先生は疾患や障害を持った人としてアセスメントしていないということ。そして短いやり取りの中でもアセスメントをし，その人の資質を見つけていらっしゃることでした。私がうまくいかなかったのは，疾患や障害を持った人として特別な視点でアセスメントしなければならないと思っていたことや，ご本人とのやり取りよりも自分のリーダーとしての焦りや迷いばかりに焦点が当たっていたからなのです。

　そしてこのことに気がついたとき，数年前にいただいた前田先生のお言葉の意味がわかりました。SSTは人として生きる力を再構築するものであって，リーダーや参加者に区別はなく同じ人としてSSTを一緒に参加しながらやっていくことが大切で，生活者としての視点をリーダーが持たなければならないということをご示唆くださったのだ，と。

　それからの私は，障害者ではなく，「この人には人として生きていくために何が必要なのか？」この視点でアセスメントを行うようになりました。なんということでしょう。まるで度の合わない眼鏡をかけていたように，見えないものが見えるようになり，目の前にいる人たちは何が必要で，今持っている能力を生かしつつ，SSTで何を練習すればいいかわかっていくことができるようになったではありませんか。

　それからというもの，私は統合失調症だけでなく，うつ病や医療従事者，中学生にもSSTをどんどん取り入れていきました。

　今思えば，私は目の前にいる方々のほんのある部分しか見ずにアセスメントを行っ

ていたのです。

　先入観のなくなった現在，私にはSSTを実施する上で，疾患モデルは必要なくなりました。疾病で分類することは必要ないのです。むしろ，人生経験を積み重ねてきたことが，何よりも教本となり，リーダーとしてのスキルとなってきたように思います。そしてますますSSTが楽しく，重要に思えてならない今日この頃です。

# 3. ニーズに合った目標設定,動機付けを高めるセッションの導入

舳松 克代
片柳 光昭

## はじめに

皆さんが実施しているSSTでは，以下のようなことが起こっていませんか？

- SST参加者の宿題実施率が低い
- セッション中，ロールプレイをしたがらない参加者が多い
- 参加者が取り組んでいる課題を自分で決めていない
- リーダー，コリーダーが参加者の参加理由を答えられない
- セッションが進むにつれ，参加者が少なくなっていく

これらに該当するならば，SSTの内容が，参加者のニーズが把握されていない，あるいはニーズに沿った目標設定がなされていないことが原因の1つかもしれません。

実は，ニーズの把握やそれに沿った目標の設定を行うことなく始められているSSTは意外に多いように思います。「スタッフから声をかけたら，やると返事があったから」「参加者が何をやりたいのかわからないまま参加している」と，このような状態で，そのままSSTを実施してしまってはいないでしょうか。残念なことですが，このような形で始められたSSTはセッションが進むにつれ，参加者が減り，またセッションも上手く進まずに，行き詰まってしまいます。スタッフが，参加者の達成したいこと，取り組みたいことを知らない中でSSTを実施すれば，参加者が「ここにいても自分が得たいことが得られない」と考えて，SSTから離れていくのはごく自然な流れです。

SSTが効果的に機能するためには，スタッフが，参加者の持つニーズや目標をしっかりと把握すること，そして，それらを反映させたセッションを展開していくことが不可欠です。

そこで本章では，SST参加者のニーズや目標をどのように把握するか，また把握したニーズや目標をどのようにセッションに活かしていくのかなどについて具体的にお伝えします。

さらに，目標に向けた過程において，参加者が「よし！やってみよう。続けていこう」と，動機が維持できるような働きかけも重要です。参加者の動機が高ま

り，また維持できるような働きかけについても併せてお伝えします。

## I　ニーズと目標とは何か
### 1. ニーズとは？

　まず，ニーズとは何か？ということを考えてみたいと思います。欲求や必要性を複数形で表すとニーズになるわけです。心理学ではアブラハム・マズローが欲求段階説というものを示しています。わかりやすいのでしばしば用いて説明しますが，図1に示すように，私たちの欲求というのは，生理的欲求，安全の欲求，社会的欲求，自我の欲求，自己実現の欲求とピラミッドのように五段階に分けられます。下位の欲求が満たされるとその上の欲求を充足しようとします。生理的や安全の欲求は人が生きていく上で欠かすことができない欲求です。三段階目の社会的欲求は，集団や帰属する集団への欲求を示しています。人から受け入れられたい，人と良好な関係を持ちたいという欲求です。そして自我の欲求，自己実現の欲求というように，さらに上の欲求を目指して人は生きていくわけです。マズローの欲求段階説は，さまざまな見方ができるのですが，ここで取り上げたのは，「ニーズは1つずつ満たして，積み上げていくことが大事である」ということをお話ししたかったからです。

　つまり，ニーズはいくつ持っていてもいいわけですが，ニーズは生命の維持から生活や個人の志向までバラエティーに富んでいて，まずは，五段階説の下の段階から満たしていき，基盤を作っていくことが必要です。そうすることにより人としての核を作り上げていくことができるわけです。ですから，SSTを実施する時だけに限らず，臨床現場でクライアントとお会いする時には，どこのニーズまで満たされているかな，という視点で考えてみることにしています。たとえば，今までの人生で劣悪な生活環境や虐待などの体験がある人たちは，安全の欲求が満たされず，人と安心して関係性を構築することすらできない人たちもいます。そのような人たちにとっては，SSTでのスキルの習得以前にまずは安全，安心を確保することのほうが先決です。

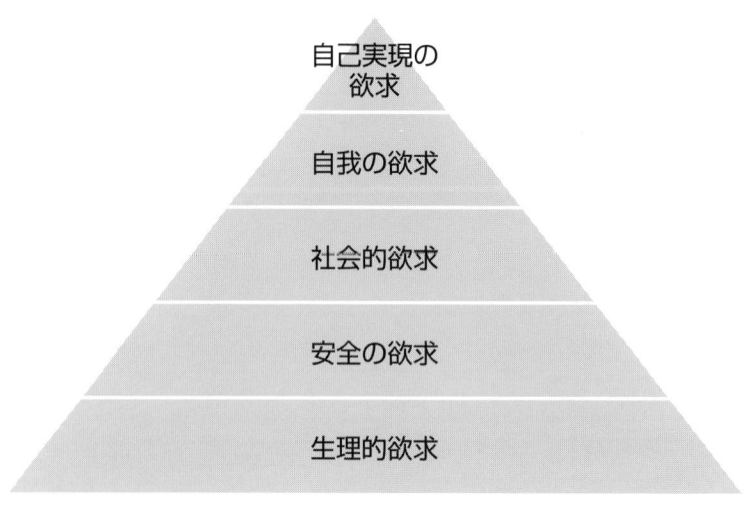

```
        自己実現の
         欲求
        
       自我の欲求
       
      社会的欲求
      
     安全の欲求
     
    生理的欲求
```

図1

## 2. ニーズと目標の違い

　さて，SSTは，本人のやってみたいこと，取り組んでみたいことに沿って進んでいくことは言うまでもありません。では，本人のやってみたいこと，取り組んでみたいこととは，ニーズに当たるのでしょうか，それとも目標に当たるのでしょうか。そこで，ニーズと目標の違いについて理解していきましょう。

　辞書を調べてみると，次のように定義づけられています。

> 【目標】 名 ①射撃などの対象。まと。②ある場所に行きつくための目印とするもの。
> 　　　　③あることを実現・達成するためのためのめあて。
> 　　　　　　　　　　　　　　　　　　　　　　　（明鏡国語辞典　大修館書店）
> 【need】 名 ……4　欲求，要求
> 　　　　　　　　　　　　　　　　　　　　　　（ジーニアス英和大辞典　大修館書店）

　つまり，ニーズとは，それを得られることで本人が充足されるものを指しており，目標とは，それらのニーズを満たすことを表す目印，またはニーズに到達する過程にある目印として理解することができます。

　ニーズと目標の違いについて，具体例を用いて考えてみましょう。

3. ニーズに合った目標設定，動機付けを高めるセッションの導入

```
┌─────────────────────────────────────────────────┐
│                                                 │
│                 ニーズと目標                    │
│                                                 │
│  ┌──────────────────────────────────────────┐   │
│  │ ニーズ   こんなことできたらなあ……       │   │
│  │                                          │   │
│  │         ああなりたいなあ……   これがほしいなあ……│
│  └──────────────────────────────────────────┘   │
│                       ↑                         │
│  ┌──────────────────────────────────────────┐   │
│  │ 目 標                                    │   │
│  │    それができるため，そうなれることを目指す│   │
│  │        具体的な到達点，通過ポイント      │   │
│  └──────────────────────────────────────────┘   │
│                                                 │
└─────────────────────────────────────────────────┘
```

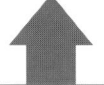

例 訴え　➡　お腹がすいた……
　ニーズ　➡　おいしいものを食べたい！
　目　標　➡　評判のいいお店に入って，おいしそうなものを選ぶ

### Work 1　訴えをニーズと目標に分ける

ある人が以下のような訴えをしてきました。この訴えをニーズと目標に分けて抽出する練習をしてみましょう。

①訴え　▶▶　手持ちのお金が少なくなり，次の給料までもちそうにない。

◆解答◆
　ニーズ　▶
　目　標　▶

②訴え ▶▶ 新しいグループに入ったけれど，寂しい。

◆解答◆
ニーズ ▶
目　標 ▶

③訴え ▶▶ あまり聞きたくない話が続いている。

◆解答◆
ニーズ ▶
目　標 ▶

④訴え ▶▶ 職場の同僚から一方的に冷たくされた。

◆解答◆
ニーズ ▶
目　標 ▶

⑤訴え ▶▶ 上司から夕方になって突然残業を命じられたが，自分には友人と出かける予定がある。

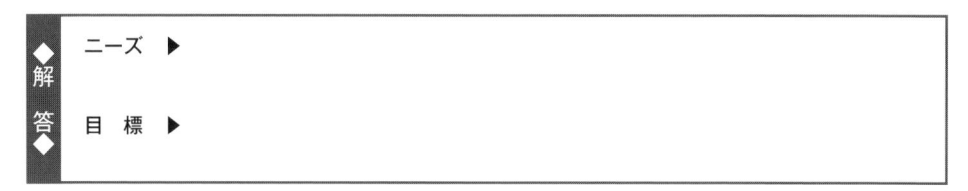

◆解答◆
ニーズ ▶
目　標 ▶

　このように，目標とはニーズを満たすことを表す測定可能なポイント，またはニーズを満たすために設けた途中の測定可能なポイントを意味します。ニーズを満たすための目標は1つとは限りませんので，さまざまな目標が考えられます。

## 3．ニーズが把握できない理由

　効果的にSSTを実施するためには，本人のニーズを把握することが重要です。しかし，それにもかかわらず，ニーズが把握されないでSSTが行われているのには次のような理由が考えられます。

## ニーズが見えないのはなぜ？

◆本人にニーズがないのか？

◆ニーズはあるが，ニーズとは無関係な状況にいるのか？

◆支援者が「この人はやりたいこととか希望はない」と思っているだけなのか？

◆本人は伝えているが，支援者が耳を傾けていないのか？

◆本人は伝えているが，支援者の望むニーズではないので除外しているのか？

### 1）支援者の勝手な決めつけ

　ニーズが把握できない理由の1つに，対象となる人のことを「やりたいこと，したいことがない人」ととらえてしまっていることが挙げられます。もし，そうしてしまっていたら，その時点で支援者のアンテナは「圏外」となってしまい，患者さんからのどんなメッセージも受け取ることはできなくなってしまうでしょう。
　「患者さんにこれからどうしたいのかを何度聞いても答えが返ってこない」「このまま入院してすごしたいと言うから」「やりたいことなんて，何もないと本人が言っている」。確かにそのようなやり取りも多いかと思います。しかし，これをそのまま受け取って，ニーズがないと判断してしまうのではなく，本人がそのようなやり取りをせざるを得ない背景を探っていくことがきわめて重要です。

### 2）ニーズのある人，ない人かを把握できていない

　ニーズは誰にでもあるかというとそうでもありません。ニーズは「生きていくことで湧いてくるもの」で「目指す先にどれだけ希望を抱けるか」という指標で

もあると私は考えています。ニーズというのは，自身の人生を実感を持ちながら生きているという人に湧くものであると言えるわけです。しかし，ニーズを持っていればいいかと言えばそうではありません。ニーズがないよりはあったほうがいいのですが，ニーズがありすぎると，非常に落ち着きのない，行動にまとまりがない状況になります。あれもしたいし，これもしたいしという具合です。子どもは5，6個ぐらいのニーズを持っているほうが健康的ですが，成人の場合はせいぜい2，3個ぐらいが妥当なところです。それ以上になると一つ一つのニーズの質が低いものとなります。一方ニーズがない人，人生に希望や夢もなく，いきいきとした日々が失われていて，抑うつ的な日々を送っていることが予測されます。ニーズが何もない人は傍から見ると思考が停止しているようにも一見見えます。感情が平板化する人もいますし，時に感情のコントロールが悪く，リストカットなどの自傷行為に至る人もいるのです。

　ここで大事なことはニーズがあるかどうかということだけではなく，なぜニーズがこれほどにも湧く人なのか，湧かない人なのか考えることです。ニーズのあるなし，湧きあがり方は，その人のライフスタイルを表すと言えるでしょう。そのことをアセスメントすることから始まります。

### 3）ニーズを他者に伝えられない背景を理解できていない

　ニーズを上手く伝えられない理由の1つに，人生の途中で発症するという体験が大きく影響しているように思えます。統合失調症の患者さんは，人生の途中で発症することによって，家族の中での役割や，学校や勤務先における役割を喪失してしまうだけでなく，将来の夢や希望も修正せざるを得なくなってしまいます。加えて，精神症状が安定しない時には，病状の安定のためとはいえ，患者さん本人のやりたいこと，したいことよりも治療行為が優先されてしまいます。そのような時間が長ければ長いほど，その人にとってニーズは，叶えられないもの，認識しても意味のないもの，他の人に話しにくいものになっていることは想像に難くありません。

　これまでの人生において，自分の希望や可能性を喪失したり，修正しなければならない経過を歩んできた患者さんが，もう一度それらに向かって歩んでいこ

う，取り組んでいこうと思うのは並大抵のことではないと思います。しかし，そうだからといってそのような人にはニーズがない，という認識に陥らないことです。患者さんはそれぞれニーズを持っている，という前提に立ち，私たち支援者がどのような工夫をすれば，患者さんが自分の持つニーズをもう一度認識し，それらに取り組めるようになるのかを考えることが求められています。

### 4）ニーズが湧かない環境にいる

ニーズは私たちが生命を維持し，生活をいきいきとしたものにしていくために非常に重要なものであることはおわかりいただけたと思います。

SSTを実施する上で重要なのは，いかにセッションの中でいいロールプレイをすることでも，フィードバックがたくさん出ることでもありません。初心者の方にとっては，セッションこそがSSTと思われている方がとても多いのですが，セッションに入る前段階までが，情報収集やアセスメント，SSTを実施できる環境を整えるかに多くの努力を必要とします。その1つがニーズの湧く環境づくりです。

SST実践者の方から「SSTの中で課題が出てこない」，「宿題を実施してこない」という質問は多く寄せられます。ケースバイケースなので，一概にこれが原因ですと言えないところもあるのですが，長年のスーパーバイズをしている経験で，参加者が社会生活技能のニーズが湧かない環境下におかれている場合が多く見受けられます。特に長期に精神病院に入院している場合やデイケアや作業所などに通所はしているけれども，機関で「ホスピタリゼーション」を起こしている場合などです。このような場合は，生活に変化が乏しい，病院などでは本人が能動的に行動を起こさなくとも，ある程度のニーズは満たされていることが考えられます。

以前，SSTで病棟のスタッフが「自分からスタッフに相談する」という課題を提案し，練習を行っているが一向に日常生活の中で般化がされない，という相談を受けたことがあります。よく話を聞いてみると，本人からの課題が出てこないことにジレンマを感じたスタッフが，将来的にSOSを発信できるようになるスキルは重要であると考え，参加者にSSTの練習課題として提案したようでした。スタッフの思いは十分共感できるものですが，実際，SSTセッション以外の様子

をお聞きしてみると，次のようなことがわかりました。長期慢性の人たちが多く入院している開放病棟であり，病棟内で刺激は少ないということ。病棟スタッフは非常によく患者さんたちの様子を観察しており，ナースコールが鳴る，ナースステーションに患者さんが来ると俊敏に反応して対応する，ということでした。病棟内の刺激が少ないということは，療養する場としては治療的環境が整えられていると言えます。またスタッフが患者さんの動きに素早く反応することも，職業的に必要な技能と言えます。しかし，このような環境は，急性期の短期間では治療的に重要ではありますが，これを持続することは，生活者としての感覚を鈍らせてしまうことになります。私たちが通常生活している場合には，すべてのニーズが受動的に満たされるということはないのです。乳児はお腹が空けば，泣いてニーズを訴えますし，成人になれば，自ら行動を起こしてニーズを満たすわけです。しかし，意図して作られた保護的環境下に長時間おかれると，徐々にニーズが湧く，発見する，ニーズを満たすという行動を行わなくても事が足りてしまうので，どんどんこれらの能力は衰退していきます。

　ここでもう一度，SSTは何を目的に行われているのかということをおさらいしてみます。障害者支援や何らかの精神疾患のリハビリテーションにかかわっている人たちがSSTを何のためにやっているかが実はとても重要です。治療のためでしょうか？生活のしづらさを改善するためでしょうか？もし支援者側がこれだけにしかSSTに対する魅力を感じていないなら，SSTは非常に不十分な内容になってしまうことでしょう。

　SSTでは，まず私たちが目の前にする人たちは患者でも障害者でもなく，生活者です。そして彼らが生きていく場は，精神病院でも福祉施設でもなく，社会の中です。生きていく上で欠かすことのできない人付き合いを円滑にその人らしく行えるようになることで，生きる力が養われ，二次的効果として精神症状が安定したり，生活のしづらさが軽減されたりするのです。

　長年専門職として働いていると，特異的な専門支援をすることで満足してしまうことがあります。しかし精神科臨床や障害者支援は，専門的支援と生活者視点に立った両方の支援が必要になり，それが上手にミックスされると非常に良い支

援が展開されます。

　現在の支援はこの生活者視点に立った支援が不足しています。手厚い治療や支援が行われることが良いと思われがちですが，本人が躓きを体験できる生活に身を置くことができ，その時に一緒にどうしたらいいか考えてくれる支援者がいて，実際乗り越えるのは当事者であるという支援こそが，人を成長させる支援であり，その中でSSTが大いに力を発揮するのだと思うのです。

### 5）本人のニーズを，支援者が受け取っていない

　会話の中で，対人関係でやってみたいことを尋ねても，「えーっと……，これといって特に」という返答が返ってくることも少なからず起こります。

　このように言葉で上手く伝えられなかったとしても，患者さんの日常の場面を注意深く見てみると，さまざまなニーズをとらえることができます。

　たとえば，デイケアのデイルームで，1人で過ごしているけれども，同年代のグループの方をちらちらと見ながら気にしていたり……。あるいは帰りがけに複数の人からお茶に誘われて，困った顔をしながらも付いて行っていたり……。仲のいいメンバーさんについつい感情的に怒鳴ってしまい，その後デイケアにこられなくなっていたり……。

　このような場面を，単なる日常場面の1つとして認識するのか，それともそこに何らかのニーズがあるのではないかと認識するのかによって，ニーズを把握できる可能性は大きく変わってきます。

　ニーズを把握するためは，その人の行動を観察することが大変重要です。ニーズは，言動や行動によって表現されますので，それらに注意を向けることによってその人のニーズを理解することが可能になります。

　注意を向け，さらに「あの場面で，本当だったら，あの患者さんはどうしたかったんだろう」「何ができたらいいなって思ったんだろう」と考えたり，想像することで，その人のニーズの把握に近づいていくのです。

### 6）支援者の望むニーズではないので，除外している

　たとえば，入院中の患者さんから，「退院して，働きたい」と聞いた時，「今は働くことよりも，治療が大切ですね」と答えてはいないでしょうか。また，デイ

ケア通所の目標として「将来的に結婚したい」と聞いた時,「リハビリということでの別の目標はありませんか？」と答えていないでしょうか。これらもその人のニーズであることには変わりありません。しかし,本人が話したいこと,やりたいことよりも別のことを探っていくスタッフの姿勢は,本人に対して,「私が聞きたいのは,あなたが話したものではない」というメッセージを伝えていることになります。これでは,本人が望むことよりも,支援者の望むニーズに本人を合わせることになってしまいます。そうではなく,本人の望むことに重きを置き,それに向けて今何が必要かを一緒に検討し,共有するという作業が求められます。

　また,SSTは社会生活技能訓練として,対人関係に関する技能を取り扱いますので,対人の場面に直接関係のありそうな訴えにだけ目を配りがちですが,ここで大切なのは,一見対人関係が絡まないようなものについても,SSTが役に立てそうなところがないかどうかを同様に考えることです。

　たとえば「退院して,大金持ちになりたい」というニーズが挙げられたとします。ここで,大金持ちということは経済的なニーズであり,SSTは貢献できそうにないと考えられそうですが,すぐにそのように判断しないことです。というのも,この例で言うならば大金持ちになるまでの過程において,対人関係を持つ場面は必ず出てくるからです。大金持ちまでのプロセスとして,これからアルバイトなどの仕事を始め,慣れてきたら正社員になり,お金を貯めていくという過程を考えただけでも,まずは主治医に健康状態を上手に伝え,次に仕事をしたいことを伝えること,アルバイトを始めるために採用面接のアポイントをとったり,採用面接の場面,さらに職場での初期適応の場面など,考え始めたらきりがないほど対人場面が浮かびます。

　このように考えると,参加者が持つ,どのようなニーズにもSSTが役に立てる側面があるということが言えます。ですので,一見対人技能とは関係がなさそうなニーズが話されたとしても,そのニーズが満たされるまでのプロセスをも含めながら接点を探ると,そこにSSTの出番があるかもしれません。

3. ニーズに合った目標設定，動機付けを高めるセッションの導入

**Work 2** ニーズに目を向ける

ニーズが湧く環境づくりのプランを立てる
以下の症例についてのニーズが湧く環境づくりのプランを立ててみましょう。

**Aさん　男性　55歳　　　　　　▶入院歴25年　現在も開放病棟に入院継続中**
30年前は左官工として働いていたが，幻覚，妄想に左右され，職場で傷害未遂事件を起こし，心神耗弱で責任能力なしという判決が出て，それ以降精神病院に入院している。

両親兄弟とはこの間音信不通。風の便りによれば両親はすでに他界し，兄弟は消息不明で身寄りはない。

精神症状は寛解している。元来無口な人で，煙草を吸っているか，臥床しているかと活動性は低い。手先は器用で作業療法などでは1人黙々と作業をしており能力を発揮する。病院では食事は自発的に行うが，入浴は職員の促しがあって渋々入る。薬は毎食後に手渡しされるので，飲んでいる。話しかければ顔を合わせて聞いているようなので拒絶しているわけではないが，職員や他患との接触は一切なく，職員から見れば訴えもなくトラブルも起こさない手のかからない人である。ある日精神保健福祉士が退院の希望を聞いてみた。そうすると高橋さんは「ずっと病院がいい」「このままがいい」という。たまたま来ていた実習中の学生が「どうして病院にずっと入院しているのか？」と聞いてみたところ「入院生活に幸せなんかないけど安心があるから入院している」と話した。

さて，この人が人生を生きていく上でのニーズを持つことができるようになるために，支援者としてどのような環境づくりが必要かプランを立ててみましょう。

① Aさんはどのようなニーズを持っていると考えられますか？
その理由も併せて考えてみましょう。

◆解答◆

② Aさんがニーズを充たそうと取り組めるようになるために，スタッフとして考えられる工夫を挙げてみましょう。

◆解答◆

## 4．ニーズの把握に必要な視点

　先にもお伝えしましたが，ニーズの把握には，その人の言動や行動が大きなヒントになります。ですから，「患者さんのニーズに目を向ける視点」を持つことが求められます。具体的には，次の5つがそれに当たります。

### 1）その人に関心を向ける

　きわめて基本的なことではありますが，ニーズを持つその人に日頃から関心をもって接し，かかわることが重要です。たとえば，泣いている赤ん坊を見た時に，五感をフルに活かせば，入ってくる情報量はまるで変わってきます。情報量が増えることで，「ひょっとしてお腹がすいているのかな。でも手には哺乳瓶も抱えているし，ひょっとして抱っこしてほしいのかな？それとも……」と，泣いている理由（何を求めて泣いているのか＝ニーズ）についての考える幅も広がります。

　しかし，患者さんとのかかわりの時間が長ければ長いほど，ついその人のことを知っているつもりになってしまうことはないでしょうか。一度「知っている」という認識に陥ると，相手からの情報を受け取る力は著しく低下します。このような状態では，その人への関心が下がり，ニーズを把握することができません。かかわりの時間の長さだけでなく，患者さんとの波長が合ったり，信頼関係が確立されつつある場合などにも，「知っているつもり」は起こります。

　ですので，支援者は自分の相手に対する関心を向けている状態についてアセスメントし，低いようであれば修正していく必要があります。

## 2）その人に自分の身を置いてみる

　この視点を持つことで，本人のニーズに目を向けやすくなるだけでなく，スタッフが考えるその人にしてほしいことと，本人のニーズとを分けて考えることができるようになります。

　以前，デイケアに，BさんからいつもタバコをせびられているAさんがいました。Aさんはデイケアに通所して間もなく，まだ話せる人もほとんどいない中で，スタッフには，Aさんが親分格のBさんに良いように使われているように見えていました。そこで，SSTを担当していたスタッフはAさんに「断ることができたらいいのに」と考え，AさんをSSTに誘い，目標として「断る」ことを提案したのですが，Aさんは気が進まない様子だったそうです。しかし，スタッフは「あなたのためだから」と半ば強引にその目標を設定したのでした。ところが，AさんはSSTの時間になると，いろいろな理由つけて，セッションには参加しませんでした。そのような状況が続いたので，スタッフ間でミーティングを開き，Aさんのことについて話し合いを持ちました。私は，Aさんがなぜその目標に対して気が進まない様子だったのかについて，その担当スタッフにAさん役になってもらい，他のスタッフにタバコをせびる利用者さん役になってもらい，タバコをせびられる場面を再現しながら，Aさんに身を置いて今一度考えてみることを提案し，ロールプレイを実施しました。再現を終えたAさん役のスタッフは「ひょっとしてAさんは，タバコをBさんにあげることで，Bさんと話ができることを大切にしているのかもしれない。断ったら，Bさんとも話ができなくなるって考えて練習に気が進まなかったのかも」と話しました。

　このミーティングの後，スタッフはAさんのデイケアでの様子を改めて振り返り，AさんがBさんとの繋がりも大切にしつつ，Bさん以外のデイケアの人とも知り合いになりたいと考えているのではないかと見立てました。後日，AさんとSSTで取り組んでみたいことについて話し合いを持ったところ，「Bさんは，僕にタバコをもらいに来るけど，今話せる人はBさんだけなので，Bさんとは今のままでいい。Bさんは俺がタバコを1本しか持っていない時は，俺にほしいって言わずに，他の人からもらってるみたいだし。でもBさんがデイケアを休ん

じゃうと話せる人がいないから，他の人とも話せるようになれたらいいと思ってる」と，話を聞くことができました。

このように，その人に自分の身を置いてみることでわかること，気づくことがあります。スタッフ間でのミーティングを通じ，その人のニーズをいつも見る視点とは違う視点でとらえてみることが大切です。

### 3）言葉の背景に注意を向ける

SSTで取り組んでみたいことを聞いてみても，患者さんの中には，「仲の良くない人を言い負かしたい」とか，「家族を自分の言うとおりにさせる」というような，スタッフをドキッとさせるようなことを話される場合があります。このような時は，この言葉の背景を探っていくことで，本人のニーズに辿り着き，そこから適切な目標に設定し直すことができるようになります。

以前担当のメンバーさんとSSTの目標設定をしている時に，こんなやり取りをしたことがあります。

そのメンバーさんは，母親との折り合いが悪く，毎日のように口論が繰り返されていました。ある日そのメンバーさんから「もうこんな状態はいやなので，一人暮らしをしたい。お母さんと縁を切って，1人で生きていきます」との話がありました。言葉上は一人暮らしということで決して悪いことではないように聞こえますが，それを話すメンバーさんの様子は表情が乏しく，語気も弱くて，到底それを望んでいるようには感じられませんでした。

そこで私は，言葉とは別の背景を探るために，そのメンバーさんと会話をつづけていきました。そこでは次のようなやり取りが起こりました。

> 私「一人暮らしをしたら，どんないいことが起こるのかな？」
> メンバーさん「えっと……，お母さんと距離が取れる」
> 私「距離が取れたら，お母さんとの関係はどんなふうに変わっていきそう？」
> メンバーさん「今よりも喧嘩しなくなる」
> 私「喧嘩しなくなると，お母さんとはどんなふうに付き合っていけそう？」
> メンバーさん「前みたいに，仲良く，笑いあって……」

私「そう。あなたは，お母さんと前みたいに仲良く，笑いあっていたいんだね」
　　メンバーさん「私，ほんとはお母さんのこと大好きなんです。でもどうしてだかいつも喧嘩になっちゃうんです。それで，だったら一人暮らしすればいいかなって考えたんですけど，今話していたら，私お母さんと喧嘩をしないで，笑いあって過ごせるようになりたいことに気づきました」

　会話の途中から，メンバーさんは目に涙をたくさん溜めつつ，力強い言葉で自分がしてみたいことを語られました。このメンバーさんとは，「お母さんと仲良く，笑いあえること」を目指して，それに近づけるための目標を設定してSSTを行っていきました。
　このように，言葉そのものに注意を向けるだけでなく，その言葉が発せられた背景にも注意を向けて会話を進めていくことで，本当に取り組んでみたいこと，やってみたいことがはっきりすることも決して少なくありません。

### 4）肯定的な会話を創る

　ニーズを把握することに限らず，スタッフのあらゆるかかわりのベースとして，肯定的な会話を創ることが重要です。会話が肯定的であるからこそ，話し手が安心してどんなことをしたいのか，取り組んでみたいのかについて話すことができ，そうすることによって，ニーズを把握することや，それに向けた目標設定が可能になるといっても言い過ぎではないでしょう。
　肯定的な会話を引き出すためには，「上手くいかないこと」や「問題」に注目するのではなく，上手くいかないことや問題の先にある「解決」や，今すでにある「上手くいっていること，できていること」に注目し，そこに焦点を置きながら会話を進めることが重要です。しかし，この視点での会話は想像以上に難しくもあります。というのも，私たちは幼いころから，上手くいっていることについて交わす会話よりも，上手くいかないことについて，それをどのようにすれば上手くいくようになるのかについての会話を積み重ねており，そのような会話の進め方に慣れてしまっているからです。ですから，聞き手がこれらについて意識していないと，いつの間にか「上手くいかないこと」「問題」に焦点を当てて会話

を進めてしまいます。「上手くいかないこと」や「問題」に焦点が当てられると，話し手には自分のできていないこと，やれていないことだけが大きく映し出されてしまい，話し手の自己肯定感や自己効力感は薄れて，次に何かに取り組むという姿勢を大きく削ぐことになってしまいます。そうなってしまっては，ニーズを把握したり，目標を設定することが滞ってしまいます。

　そうならないためにも，「解決」や「上手くできていること」に焦点を置き，話し手の自己肯定感や自己効力感が高まるような会話を創るように意識します。スタッフとの会話を通じて，自分が否定されてない，しっかりと認めてもらえているという体験を得て初めて自分のことについて話してみようという姿勢になるのだと思います。

### 5）より具体化する

　「こうしてみたい」「こうなれたらいい」ということを聞いた時，それで会話を終えてしまっては，ニーズを正確に把握したことになりません。本人の話した「こうしてみたい」「こうなれたらいい」をきっかけに，そのニーズをより具体化させていく会話を創っていきます。

　たとえば，「働きたい」というニーズを聞いた時，いつ頃から？／どんな職場で？／どんな職種の仕事で？／どのくらいの頻度で？／働こうと思ったきっかけは？／働いて得たいことはどんなこと？／働いて得たいことが得られたら，どんなこといいことがおこる？などの質問をしていきます。もちろん，これらの質問に対してすべて本人が答えられるかどうかはわかりませんが，具体化させるための質問を常に準備しておくことは大切です。このような質問を通じて，本人の「働きたい」というニーズがどのようなものなのかを，より正確に知り，理解することができます。

　また具体化する作業により，本人の持つニーズに対する私たちの認識のズレを修正することも可能になります。先の例でいうならば，本人の言う「働く」ということと，私たちが考える「働く」ということについて，そのとらえ方にあるズレを修正することで，目標の設定もより的確に行えるようになります。

3. ニーズに合った目標設定，動機付けを高めるセッションの導入

## Work 3　ニーズに目を向ける part2

あなたがかかわっている対象者（患者さん，メンバーさん）を1人頭に思い浮かべてみましょう。

①その方の持っているニーズは，何だと思いますか？また，その方のどんな言動や行動から，そのニーズを持っていると考えましたか？書き出してみましょう。

◆解答◆

②その方がニーズを充たすための取り組みに対して，スタッフとしての工夫を挙げてみましょう。

◆解答◆

## 5．ニーズが出ない，妥当でないニーズが出た時どうするか？

「ニーズが出ない」，「妥当ではないニーズが出る」というご相談もSST実践家の方からよく受けるご相談です。

そもそも，常日頃ニーズをすぐに自ら抽出できる人はいません。皆さんに置き換えて考えてほしいのですが，今ここで自分はこういうニーズを持っていますと言える人は何人いるでしょうか？きっと考えないと出てこないと思いますし，出てこない人も多いのではないでしょうか？何か問題意識を持っている，または近々，何か達成したいことがあるなどの環境下に置かれている人はすんなり出てくるかもしれません。

「あなたは何が上手になりたいですか？」「どういう生活をしたいと思いますか」と言われても，出てこない，漠然としている，妥当ではない夢のようなことが出てくるというのは当然であるということを十分に認識しておく必要があります。これは異常でも未熟なことでもないのです。

そして，障害を持っている人たちは，さらにニーズを出すということが困難です。それは今までに示したように環境の要因もありますし，認知機能障害によって現実検討力の低下，抽象的概念の困難さなどの影響も受けている可能性があります。私自身は，このような場面に接するほうが頻度は圧倒的に多く，このような時にこそ私たち専門家としての手腕の見せ所ですから，俄然やる気が出てきます。ニーズが出てこない場合や妥当でないニーズが出てきた場合は，駄目だと決めつける前に，どうしてだろうというアセスメントをする必要があります。たとえ妥当な内容でなくてもニーズを持っているということは健康的なことで，大いに評価するに値することであることも支援者としては心がけておきたいことです。そして妥当でないと思われるニーズを否定せずに，その中から使えるニーズを見つけるという作業が必要になります。

## Work 4　妥当ではないニーズから使えるニーズに転換する

**Bさん　19歳　女性**

　Bさんは現在無職で両親と3人暮らしをしている。元々引っ込み思案で誰か人についていくタイプであり，両親は非常に心配しながら友人との橋渡しを先生にお願いしたりし，保護的な生活を送ってきた。中学に入り行動的な自分に変わろうと思い，バレー部に入るが，練習の厳しさや上下関係の人間関係についていけず早々に辞めてしまった。以降自ら行動することはほとんどなく，高校にも親の勧めで入学し，淡々と学生生活を送り友人もできることなく卒業した。何をしていいかわからず就職活動も時期を失ってしまった。それ以降家に引きこもっている生活を送っている。家では元気にはつらつと家事などを手伝い過ごしている。しかし高校卒業後1年たっても動き出さない田中さんを親も心配はして，ハローワークの就職説明会に連れて行った。もじもじしてキャリアカウンセラーの応答にもはきはき答えられていなかった。「この先どのような将来を送りたいと思うか」というキャリアカウンセラーの問いに田中さんはポツリポツリと次のようなことを挙げた。

何もしない一日に飽きている。

◆解答◆

同年代の人がいきいきとしているのがうらやましい。

◆解答◆

社会に出るのが怖い。

◆解答◆

　さて，上記のようなニーズが出たBさんですが，これを実現可能な使える具体的ニーズに転換するにはどのようなことが考えられるでしょうか？
　生活状況を考慮し，複数考えてみましょう。

## Ⅱ　ニーズに合った目標設定

ニーズが把握できたら，次は，そのニーズが充足されるためには何をどのように達成していけばよいのか，目標を設定していきます。

「本人がやりたいことはわかったけど，それに向けての目標が上手く作れない」「本人が考える目標と，スタッフが考えた目標がまったく異なってしまい，わかってもらえない」という相談を受けることがあります。目標が上手く設定できないのは，スタッフが目標設定をどのようにとらえているのかが大きく影響しているように思います。

### 1. 目標設定は，「できていること」「本人が取り組みたいこと」から考える

目標設定について，よく聞かれる誤ったとらえ方を以下に示しています。

- 本人が今「できていないこと」や抱えている「問題」を取り上げ，それらに取り組ませるもの
- 本人に，今「できていないこと」や周りから見える「問題」に気づかせるためのもの
- 本人が取り組まなければならないとスタッフが考えたことに取り組むためのもの

目標が，「本人」からではなく，スタッフなど周りの「他者」から考えられ，また「できていないこと」に焦点が置かれて考えられていることが特徴です。

このようにとらえられている背景には，SSTを「問題行動をなくすためのもの」「周囲の人が困ることがないようにするもの」としてとらえられていることが挙げられるでしょう。

SSTは，問題やできていないことそれ自体をどうにかすることを目的に行われるものではありません。問題やできていなことに対して，本人がどうなったらいいと思っているのか，本人の持つニーズに対して，それらが充たされるための対人技能の獲得や新たな行動の獲得が目標設定されなければなりません。しかし，本人の視点が含まれず，また，できていないことに焦点が置かれた形で，目標設

定がなされてしまうと，周囲にとって都合のいい「他者」の目標が設定されたことになってしまいます。それは「他者」の目標に「本人」が取り組んでいることになります。言い換えれば，「他者」のために「本人」が取り組んでいる矛盾したSSTです。このような形でのSSTでは，参加者本人の取り組む動機が乏しくなり，宿題が実施されなかったり，途中でドロップしてしまいます。

SSTの目標設定は，以下のとらえ方によって行います。

- 本人が今「やってみたいこと」や，「取り組んでみたいこと」に近づくためのもの
- 本人が今「やれていること」，「できていること」をベースに考えるもの
- 本人の「やってみたいこと」，「取り組んでみたいこと」が，どのようにしたら近づくのかを具体化するもの

ニーズが把握できたとしても，目標設定が適切に設定できなければ，本人にとってSSTは機能しなくなります。そのためにも「本人」がどうしたいのかという視点に立って，「今できていることから出発し，そこから次のできることにつなげていく」というとらえ方で進めていくことが重要です。

## 2. 適切な目標の立て方

目標が適切に設定されると，本人も取り組みやすく，達成できる可能性が高くなります。適切な目標を立てるための具体的なポイントをお伝えします。

### 1）スタッフと本人が協同して検討する，話し合う

目標は，本人だけで決めるものでも，スタッフだけで決めるものでもありません。SSTを開始する前に，目標設定のための話し合いの時間を設け，そこで協同して決めていくことが望ましいでしょう。このような過程を踏むことで，本人不在で目標を決めてしまうことが避けられますし，スタッフは本人に対して，取り組みに協力するという姿勢を伝えることができます。本人がSSTに主体的に参加するためには，自分自身でこれからのことについて語ってもらえる機会が必要であり，その機会があるからこそ，SSTが自分のためのものであることが伝わります。

2）「～をしない」「～をやめる」といった消極的な内容ではなく，「～をする」「～をやる」などの積極的な内容で設定する

　SSTは社会生活技能を活用することで，その人の生活の質が向上することを目的としています。そこで，設定される目標は，社会生活技能の中の具体的な行動が設定されます。以前，SSTの目標設定の場で，「夫との会話で，暗くならない」という目標を考えてきた方がいました。このような「～しない」「～をやめる」といった消極的な目標は，「取り組むことでよいことが得られる」ではなく「取り組まないことで良くないことが減る」という性格のものになってしまいます。このような場合は，新たな社会生活技能や行動の獲得という視点に立ち，改めて目標を設定していきます。

　具体的には，次のように会話しながら，技能や行動の獲得に沿った目標に設定し直していきました。

　　　メンバーさん「夫との会話で，暗くならないようにしたいんです。夫が仕事から帰ってきて，私が家事が終わってなかったり，意見が上手く合わないことがあると，家の中が険悪な感じになってしまうことが最近よく起こるんです。それをできるだけ避けたいんです」
　　　私「なるほど。そうなんですね。では暗くならないようになることで，何がどう変わってほしいと考えているんですか？」
　　　メンバーさん「そうですね，家の中が明るくなったらいいと思っています。たとえお互いの意見が合わなくても，お互い引きずることなく，気持ちよく過ごしたいです」
　　　私「そうなんですね，家の中が明るくなったら，ということですね。では，どんなことが起こると，家の中が明るくなったと感じることができそうですか？」
　　　メンバーさん「うーん……，夫と笑顔で会話ができたら，ああ明るくなったなって感じられそうです」
　　　私「とても具体的な内容ですね。どうでしょう，SSTの目標は，『ご主人と笑顔で会話をする』にしてみませんか？この目標が達成できたら，家の中を明るくしたいというあなたの希望に近づくように感じたのですが，いかがですか？」
　　　メンバーさん「ええ，私も話してみて，しっくりきました。主人と笑顔で会話ができるようになったらいいと思います」

同様に，目標のとらえ直しは，次のように行うことができます。

> 会話をする時に，うつ向かない ➡ 会話をする時，視線を合わせる
> 挨拶を忘れないようにする ➡ 自分から挨拶をする
> 人が話している最中に割り込まない
> 　　　　　　　　　　➡ 話しかけるタイミングを見極める，話に加わる時に一言を加える
> 意見が異なる時に，感情的にならない
> 　　　　　　　　　　➡ 意見が異なる時に，落ち着いて自分の意見を伝える
> 気の合わない人に近づかない ➡ 友人を作る，話したことがない人に自己紹介する

### 3）SSTの実施回数や実施期間に合わせた目標を設定する（長期，短期など）

　設定される目標は，SSTが実施される期間と回数を踏まえて決めていきます。たとえば，SSTが1クール10セッションで組まれていたとしたら，10セッション目に達成できそうな目標に設定します。そのためには，①その目標の達成には，一般的にどのような対人技能が必要なのかを抽出すること，②本人が既に持っている対人技能とこれから獲得する必要のある対人技能をアセスメントすること，③この両方を照らし合わせて，目標の達成までの過程を見立てること，の作業を行う必要があります。これは，旅行などに行く際に，目的地までの地図を確認し，自分の現在いる位置を確かめて，その上で実際どのように進んでいくかを決めていくという作業とまったく同じです。この作業があるからこそ，旅行では目的地に到着することが可能になりますし，SSTにおいても，設定した目標を達成できるのです。それだけでなく，決められた回数では到達が困難な目標を設定することがなくなりますし，既に獲得している対人技能に取り組むことも避けられるようになります。

　このように見立てていくと，限られた期間や回数ではもともと本人が到達したいと考えていた目標まで届かないことが出てきます。たとえば，「友達をつくる」という目標に向けて取り組みたいという希望が話されたとしましょう。「友達をつくる」目標に到達するためには，「挨拶をする」「挨拶するタイミングを見計らう」「挨拶に一言加える」「自己紹介をする」「会話を続ける」「相手の話に耳を傾

ける」「話した感想を伝える」「会話を終える」など，さまざまな技能が必要になります。これらすべてを決められた回数で取り組むことはできません。そこで，「友達をつくる」という目標を「大目標」あるいは「長期目標」としてとらえ，10セッションではそれに向かっての「小目標」あるいは「短期目標」を設定するように工夫します。こうすることで，本人の持つ目標も大事にされつつ，SSTで取り組める現実的な内容も設定することができるようになりますし，自分が目標に向かってどのあたりにいるのかがわかりやすくなります。

### 4）他者ではなく，自分についての目標を設定する

SSTでは，自分自身の対人技能についての目標を設定します。しかし「私が忙しい時に限って話しかけてくる人がいるので，そういう時に相手が話しかけないようにさせる」「自分が話していても聞いていない人がいるので，私の話に耳を傾けさせる」といったような，他人の行動や言動についての目標に挙げる場合があります。このような時は，主語を「私」に明確にして，改めて自分の行動や言動に焦点を当てた目標にします。

> 例「私が忙しい時に限って話しかけてくる人がいるので，そういう時に相手が話しかけないようにさせる」
> 目標を修正する質問
> ➡ 「相手が話しかけないようになるには，あなたがどんなことができると，そうなりそうですか？」
> 「あなたからどんなサインが出ていると，相手が話しかけないでおこうと思うのでしょうか？」
> 「何が相手に伝わっていると，相手は話しかけないようになりそうですか？」

> 例「自分が話していても聞いていない人がいるので，私の話に耳を傾けさせる」
> 目標を修正する質問
> ➡ 「自分の話に耳を傾けてもらうために，あなたができることは何でしょうか？」
> 「あなたから相手にどんなことが伝わると，相手はあなたの話に耳を傾けようとするでしょうか？」

### 5）「行動」としての目標を設定する

目標は対人技能を活用できる行動レベルに設定することが求められます。しかし，最初は漠然としていたり，曖昧で抽象的な内容が語られることが多いものです。そこで，会話を重ねながら具体的な行動レベルの内容に明確化していきます。たとえば，「友人との信頼関係を深める」という目標が話されたとします。「信頼関係を深める」では，何をどのように取り組めばよいのかがまったく掴めません。そこで次のように質問しながらSSTで取り組める内容に具体化していきます。

例「信頼関係を深める」
　行動レベルに落とし込むための質問
➡ 「友人とどんなやり取りがあると，あなたは友人との信頼関係が深くなったなあと思えそうですか？」
　「信頼関係が深くなったなあと思えるやり取りが交わせるようになるために，あなたが取り組めそうなことは何でしょうか？」
　「信頼関係が深くなるためにあなたが取り組めることは，どんなことですか？」
　「今ある信頼関係に，具体的にどんなことが加わるとさらに深まったととらえられそうですか？」
　「今ある信頼関係は，どういうやり取りができているからそれを確認できますか？それらがさらに深まると，どんなやり取りができるようになると考えられますか？」

3. ニーズに合った目標設定，動機付けを高めるセッションの導入

## Work 5　目標までのステップを考える

以下の行動が形成されるために必要な技能を考えてみましょう。

①初対面の人に自己紹介をする。

◆解答◆

②会話の輪に入る。

◆解答◆

③人の話に耳を傾ける。

◆解答◆

## Work 6　ニーズを見極め，目標を設定する面接を行う

　聞き手と話し手に分かれます。話し手は以下のCさんの役割を担い，聞き手との面接を始めましょう。

- 35歳　男性　Cさん
- 高校2年より閉居生活が続き，働いた経験はない。最近になり，親の勧めもあってしぶしぶ生活支援センターに出かけ始めた。
- 自分は普通の人と変わらないが，働けないだけだという。
- いつも誇大的な話で，職員とだけしか話さない。
- 口癖は「トップを取る」「今に世界を見返してやる」「人に馬鹿にされない生活をする」。

①聞き手は，話し手との会話を通じ，Cさんのニーズを把握しましょう。

◆解答◆

②ニーズが把握できたら，ニーズが充たされるための目標を設定しましょう。

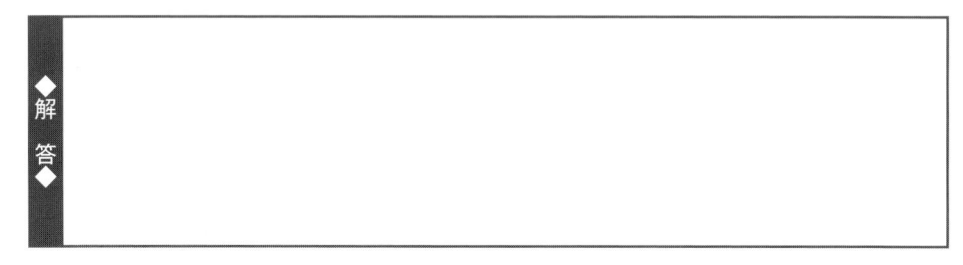

◆解答◆

③その目標が達成されるためには，どのような技能が必要になるかを話し合って，リストアップしましょう。リストアップができたら，取り組む順番についても決めましょう。

◆解答◆

## Ⅲ　動機を高めるセッションの導入

　ニーズを把握し，それに沿った目標が設定できたら，いよいよセッションで目標達成に向けて課題に取り組んでいきます。しかし，実際セッションが開始すると，数回で参加しなくなってしまう人や，当初は目標に向けて課題に積極的に取り組んでいたにもかかわらず，途中から見学を希望するようになったり，自分の課題に取り組むことが少なくなってしまう人が出てきてしまうことがあります。これらは，参加者の SST に対する動機が維持されず，低下したことを意味しています。

　セッションだけでなく，ニーズの把握や目標設定の場面においても，本人が主体的に参加できるようになるためには，参加しようと思えるように動機を高める働きかけが必要です。

　では，どのような働きかけによって，動機が高まり，その高い状態が維持されるのかについて，理解していきましょう。

### 1．動機を高めることの重要性

　目標を達成したいという動機が高ければ高いほど，それに向けた課題も意欲的に取り組まれていきます。動機が高い状態ではそうでない状態に比べて学習は促進され，得られる結果に強く影響します。特に，SST で目標として設定される対人技能の獲得や行動の獲得には，いくつかの段階を経ることが多く，またそれぞれの段階で必要な技能を獲得するために繰り返し練習することも必要になります。人によっては，目標達成までの道のりが険しいように感じる場合も出てきます。このような性格を持つ目標を達成するためには，いかに動機が高い状態で SST に参加し続けられるかが，成果を大きく左右します。

### 2．視点動機を高めることについて行動分析の視点からとらえてみる

　動機が高まるということを，行動分析の視点から見てみましょう。

　一般的に，動機が高まるとは，意欲，意志といった内発的要因の高まりとしてとらえられていますが，行動分析の視点からは，それらが高まる背景について，

行動による結果の制御力が高まっているものとしてとらえます。結果の制御力が高まっているとは、たとえば、先行刺激に「知り合いを増やしたいと考える」、行動を「話しかける」、その結果として「笑顔で返してくれる」という文脈について、「笑顔で返してくれる」結果が得られれば得られるほど、「話しかける」という行動の生起確率が上昇することを意味します。これは、動機の高まりが、内発的な要因によって自然に変化するのではなく、ある特定の行動に伴って得られる結果に大きく影響されていることを意味しています。さらに、動機付けには、別の要因も影響していると考えられています。この別の外的な要因は「確立操作 (establishing operation)」と呼ばれます。確立操作は、先行刺激、行動、行動刺激の要因の異なる領域にあり、先行刺激、行動、行動刺激のすべてに影響を及ぼす重要な要因として取り扱われます。先の例を用いると、確立操作として、その土地にずっと住んで、既に多くの友人がいる場合と、つい数日前に引っ越してきたばかりで知り合いがまったくいない場合とでは、行動とその随伴性に大きな違いを生み出します。

このように、動機の高まりには、本人の内発的な要因が「自然に」高まることを待たず、ある特定の行動によって得られる結果に影響されていること、また、確立操作が動機に影響を与えているととらえることができます。つまり、その人にとって動機が高められる外的要因を理解することが大変重要なポイントになるのです。

### 3. 動機を高めることは本人を励ますことではない

では、動機を高めるための外的な要因とは具体的にどのようなものなのでしょうか。

動機を高めるための外的な要因として、「励ます」という働きかけが思い浮かぶかもしれません。確かに励ますことが、本人の取り組む意欲に影響を与え、積極的に取り組む姿勢に変化を与えるきっかけになることもあります。しかし、動機を高めるための働きかけとして励ますことが誰に対しても有効でしょうか。というのも、励ますという行為は、本人の取り組みがより進むことを目的とした周囲による働きかけであり、そこに本人のニーズは含まれていません。本来、動機

を高めるという働きかけは，本人のニーズがどのような外的な要因によって影響されるのかを明確化したのちに，戦略的に介入することを指します。つまり，ただ励ますということでは，励ましたいと考える周囲の私たちの思いによって行われることになりかねません。これでは，周囲のニーズを充たすための行動になってしまいます。

　動機を高めるとは，本人自身が持っているニーズや目標に向けて，本人の取り組みがより促進されるための外的要因を明確にして，そこに対する働きかけということができるでしょう。ですから，励ますことが本人の動機を高めるかどうかは，事前の本人についてのアセスメントがあってこそ明らかになるのです。

## 4．動機を高める働きかけは日頃のかかわりから

　動機を高めるような働きかけは，SSTの開始に合わせて行ったとしても，ほとんど成果は得られません。動機を高める働きかけは，SSTに限らず，日頃のかかわりから必要です。病棟やデイケアにおいて，普段，本人からの訴えや要望が起こった時に，すぐに「それはできない」「無理です」「ルールだから」と答えることが当たり前のようにやり取りされているとしたら，本人は自分の希望や要望を伝えることについて，「何を言っても伝わらない」「伝えるだけ無駄なもの」として学習されていくことでしょう。そのような中で，「SSTを始めるから，どんなことに取り組みたいかを知りたい」と言われても，本人は「どうせすぐに『ダメ』『無理』と言われるだけ」と伝える気にすらならないでしょう。つまり，本人のやりたいこと，取り組んでみたいことがスタッフに届かない理由は，本人ではなく，スタッフの日頃の対応にある場合が少なくないように感じます。

　本人のやりたいこと，取り組みたいことはSSTの中で生まれるものではなく，日頃の生活の中に既にあるものです。これらについて，日頃に重きを置かず，SSTの開始に限って働きかけてしまっては，SSTのためにそれらに対する動機を高めることになってしまいます。動機を高める働きかけの目的は，本人のニーズの充足に他なりません。ですので，動機を高める働きかけは，日頃から行うことが重要であり，そのようなかかわりがあってこそ，SSTでの本人の取り組みもよ

り効果的に活きるようになるのです。なお，具体的は視点については，先に述べた「ニーズの把握に必要な視点」をお読みください。

## 5. 動機が維持できないワケ，動機が高まらないワケ

　人が何か新しいことに取り組んだり，進み始めると，多かれ少なかれそれまでには無かった変化が生まれます。別の視点から考えると，万全ではなかったにせよ，それまでの安定を壊すことになります。これまでの安定が壊れるリスクを超えてでも取り組むこと，進み始めることを選択するために動機は欠かせません。SSTを通じて目標に向かって課題に挑戦するためにも，動機が常に求められます。

　SSTにおいて動機が維持できなかったり，動機が高まらなかったりするのは次のような理由が考えられます。

①本人が，これから取り組む課題について，自分のニーズに沿っているものとして理解できているか
②目標設定に無理がなく，本人に目標までの地図が明確に伝わっているか
③スタッフの共に取り組む姿勢，不安を取り除く協力的な姿勢が伝わっているか

　これらはセッションの導入前やセッションが開始された後など，SSTが実施されるあらゆる過程で確認されていなければならないポイントです。
　そこで，これらのポイントを上手に踏まえながら展開されるセッションの創り方についてお伝えします。

## 6. 動機を高めるセッションの導入の仕方，動機を高まるセッションの創り方

### その1　目標を活用する

　目標は一度設定したら，そのままにしておくものではありません。毎回のセッションで，メンバーさん一人一人と目標を確認してから練習に入っていくことをお勧めします。自分がどんな目標を持ち，それに向けて今どんな課題に取り組ん

## 3. ニーズに合った目標設定，動機付けを高めるセッションの導入

でいるのかを常に確認することで，SSTに参加している理由を忘れませんし，自分が目標に向けてどこまで進んでいるのかの位置を明確に知ることができます。しかし，目標をほうっておいてしまうと，自分がなぜSSTに参加しているのか，何を達成したかったのかが不明確になっていき，「目標」とそのための「課題」との繋がりが薄れてしまい，それに伴って，SSTへの参加意欲も減少していきます。

　また，目標を確認するだけでなく，目標が達成できた時のことについても会話します。そうすることによって，目標が達成されると，どんなことが起こるのかをイメージすることで，目標へ取り組む意欲も高まり，SSTへの積極的な参加が継続されるようになります。このような働きかけを目標達成のイメージ化，または目標達成のビジュアライズといいます。

　セッションでは，ウォーミングアップの後に，次のように取り扱っていきます。

　　リーダー「では，練習に入る前に，皆さんの目標を一人一人確認していきましょう。Aさんから進めていきましょうか」
　　参加者A「はい」
　　リーダー「Aさんの目標は，どんな目標でしたか？教えてください」
　　参加者A「はい。私は，『会話を続ける』です」
　　リーダー「そうでしたね。Aさん，『会話を続ける』ことが達成できたら，どんな良いことが起こりそうですか？」
　　参加者A「はい。会話が続くようになったら，人と話すことが今よりもっと楽しくなると思います」
　　リーダー「そうですね。では，人と話すことが今よりもっと楽しくなると，さらにどんないいことが起こりそうですか？」
　　参加者A「えっと，デイケアに来ることも楽しくなるだろうし，新しい友人もできるかもしれません」
　　リーダー「はい。目標が達成されるといろいろな良いことが起こりそうですね。では，その目標に向かって，先週取り組んだ課題は何でしたか？」
　　参加者A「先週は，『挨拶にして自分から一言加える』でした」
　　リーダー「そうでしたね。宿題としても設定しましたが，達成できましたか？」
　　参加者A「はい。5人の人にできました」
　　リーダー「素晴らしい！宿題が達成できましたね。宿題を達成できたこと

> で，目標には近づいた感じはありましたか？」
> 
> 参加者A「はい。挨拶のあとの一言から話が続くことができれば，目標までもう少しという感じになると思います」
> 
> リーダー「わかりました。では，Aさん。目標が達成されるために，今日も一緒に練習していきましょう。よろしくお願いいたします。では次に，Bさん……」

練習前のちょっとしたやり取りですが，このやり取りが交わされることで，メンバーさんのSSTに対する参加の積極性がぐんと上がります。目標を飾り物にしないためにも，こまめに確認することが大切です。

### その2　課題を練習する際にも，課題を達成した場面を明確にする

　課題に取り組む場面においても，動機を高めるためには，その課題が達成されたら，どんないいことが待っているかについて確認してから取り組むことが大切です。というのも，目標を達成するための課題ということが頭でわかっていても，いざ練習となると，うまくできるかどうか，失敗したらどうしようという不安や緊張が先に立ってしまい，それらが大きくなればなるほど，課題に取り組む動機は下がってしまいます。このような状態では練習にも身が入りませんし，持っている力も発揮できなくなってしまいます。目標を達成した時のイメージ作りは，不安や緊張がありながらも，課題に取り組む動機をもう一度呼び起こす効果があります。具体的には，次のような問いかけを行います。

（この目標を設定した理由，背景をもう一度確認する）
「今日の課題に取り組もうと考えたのは，どんな理由があったかを確認しましょう」

（課題が達成されたときのイメージを具体化する）
「今日の課題が上手く達成できたら，どんないいことが起こりそうですか？」

（目標への進捗度合い確認し，目標に近づくことを認識する）
「今日の課題が上手く達成できたら，目標に近づきそうですか？」

### その3　参加者の行動や言動について，正のフィードバックをしっかりと行う

通常 SST はグループで実施しますので，動機が高いセッションを創るためには，練習をする本人だけでなく，グループのメンバー全体への働きかけも重要です。グループ全体の動機が高いと，肯定的で支持的な発言が多くなり，課題への練習もやりやすく，取り組みやすくなります。

具体的には，セッションの中で起こる参加者の行動や言動に対して，できるだけ多く，正のフィードバックをリーダー自らが伝えていくことです。

たとえば，

- 開始の際に，「時間通りに全員そろってくれて，私はとてもうれしいです」
- ルールやよいコミュニケーションの確認の際には，「声が大きくて大変聞きやすかったですよ」
- 練習している本人への正のフィードバックを出してくれた参加者に「大切なところを見てくれていましたね」「しっかりとできているところを伝えてくれましたね」

このように，セッション中の参加者とのやり取り一つ一つに一言付け加えることができます。こういったリーダーからの働きかけにより，リーダーが練習する人だけでなく，周りの参加者に対してもしっかりと目を配り，行動や言動を大切に受け止めている姿勢がグループ全体に伝わります。これらがグループに浸透すると，周りの参加者は自分たちの発言や行動がグループ全体に貢献しているんだという認識が高まり，積極的で貢献的な自由で安全なグループが形成されていきます。

### その4　進捗状況をスケーリングし，進んでいることを確認する

目標に向かって現在どの程度進んでいるのかについて確認することも高い動機を維持することに有効です。たとえば1クール10回のセッションで行われるSSTでは，折り返しの5回目と最終回の10回目に行い，これまでの取り組みを振り返ったり，今後の取り組みについて確認したりします。SSTに限らず，自分の取り組んでいたことが，出発した時に比べてどのくらい進められたのかを知ること

で，自己効力感や達成感を改めて感じることができ，それが次の一歩の原動力にもなります。

　進捗状況の確認には，スケーリングを用います。スケーリングとは，評価を数値化して進捗状況や達成の度合いを図っていく方法です。問いかけの具体例は以下の通りです。

　「ここまでやってきましたが，スタートしたときを1，長期目標の達成を10，短期目標の達成を5とすると，今はどこですか？」
　「今の数字までやってこれたと思えたのは，これまでどんなことが達成できてきたからですか？ここまでやってこれた自分にどんな声をかけましょうか？」
　「今の数字が，次の数字になるために，どんな課題に挑戦してみましょうか？」

### その5　グループ全体の動機を高めるように働きかける

　動機を高める働きかけは，リーダーやコリーダーからだけでなく，グループ全体で参加者それぞれの動機を高められるように，リーダーがグループ全体に働きかけることも重要です。参加者が「グループ全体が自分の取り組みを応援してくれている」「周りのみんなも頑張っているから自分も頑張ってみたいと思う」と感じられるグループでは，獲得される行動や技能もより促進されます。

　そのようなグループが形成されるためには，リーダーが参加者間の交流を促していくことが大切です。SSTは「お互いの良いところをほめる」「助け合う」ということに重きを置いて進めていきますが，これらを練習の場面だけでなく，セッションのいたるところで活用することにより，参加者間の交流は活発に行われていき，参加者同士の働きかけが自然に生まれてきます。

　たとえば，宿題の報告の場面において，宿題を達成してきた本人が報告したときに，その報告を聞いた参加者からフィードバックを求めてみることができます。
　「Aさんは今週しっかりと宿題が達成されました。よく頑張りましたね。聞いていたBさん，頑張ったAさんに一言伝えてみましょう」
　またロールプレイの場面においても，「みなさん，これからCさんが課題に向

けて練習します。練習の中でCさんのいいところをたくさん見つけて，Cさんに伝えてください」と事前にグループ全体にしっかりと伝えておけば，参加者の協力する姿勢は高まっていきます。練習場面の設定の際にも，「みなさん，これからCさんの練習場面をCさんに聞いていきます。皆さんにも協力していただきたいので，よく聞いていてください。質問があれば，いつでもお話ししてください」と伝え，常にグループ全体の力が引き出せるようにリーダーは工夫していきます。そして，練習の後には「Cさん，皆さんの協力があって，大変良い練習ができましたね。Cさん，皆さんに一言お伝えしましょう」と，練習をした本人から協力してくれた参加者に直接言葉をかけられる機会を創ります。この工夫により，練習をした人にとっても自分のために協力してくれたことについての気持ちを直接伝えることができますし，協力した参加者も「協力してよかった」と実感できます。SSTは，目標となる対人技能の獲得に練習をする場として機能しますが，このように，セッションの中で起こる「今，ここで」の他者とのかかわりと，そこで交わされる気持ちや感情に注目することで，参加者の対人技能がさらに活用されるだけでなく，参加者間の交流も促進され，グループ全体での動機が高められていくようになります。

　さらに，参加者一人一人が，それぞれどんな目標に向けて課題に取り組んでいるのかを参加者同士で共有することも，全体で目標に向けて取り組む動機を高めます。グループの中に自分と同じ目標に向かって参加している人がいることがわかると，それだけでも心細さや不安な気持ちが少なくなり，逆にその人が頑張っていれば励みにもなります。自分の取り組みが上手くいっていなければ，同じ目標を持って上手くいっている人を参考にすることもできますし，どうやったら上手くいくのかを一緒に考えてくれるきっかけにもなります。

　このようなリーダーのグループに対する工夫によって，グループ全体の動機が高められ，参加者も，グループに支えられながら目標にむけて取り組むことができるようになります。

## Work 7

Work 2 の A さん,Work 4 の B さんについて,以下の質問に答えていきましょう。

それぞれの人に対して,SST を導入するとしたら,SST に対する動機をどのように高めながら面接を組み立てますか？どんな戦略で,何を伝えていくか,考えましょう。

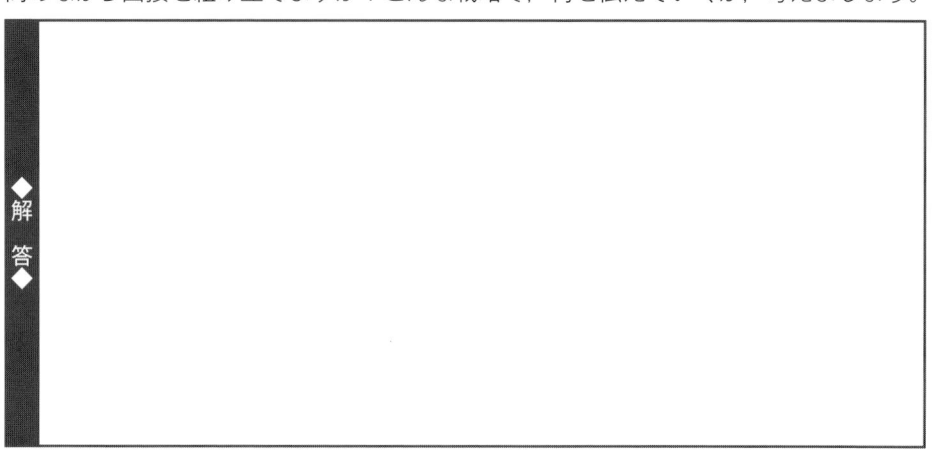

◆解答◆

## Work 8

Work 3 で取り上げた人について,さらに以下の設問に答えていきましょう。

この方に,SST に対する動機を高めるための面接をするとしたら,どんな戦略で,何を伝えていくか,考えましょう。

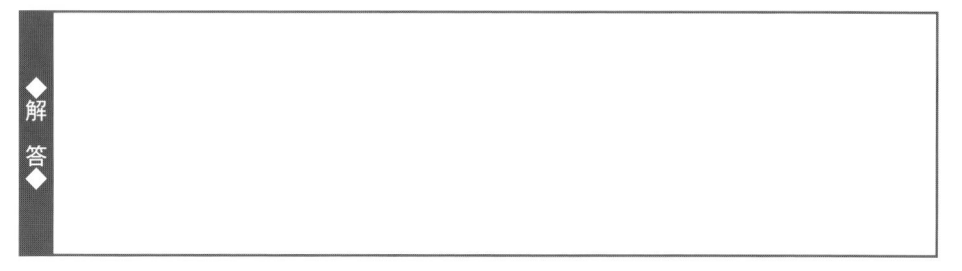

◆解答◆

### 文　献

Abraham Harold Maslow (1987) Motivation and Personality, Harpercollins College Publications.（小口忠彦訳 (1987) 人間性の心理学 —— モチベーションとパーソナリティ．産業能率大学出版部.）

Jonas Ramnerö & Niklas Törneke (2008) The ABCs of Human Behavior : Behavioral Principles for the Practicing Clinician. New Harbinger Publications.（松見淳子監修　武藤崇，米山直樹監訳 (2009) 臨床行動分析のABC．日本評論社.）p.76-89.

解答

## Work 1　訴えをニーズと目標に分ける

ある人が以下のような訴えをしてきました。この訴えをニーズと目標に分けて抽出する練習をしてみましょう。

①訴え ▶▶ 手持ちのお金が少なくなり，次の給料までもちそうにない。

◆解答例◆
- ニーズ ▶ お金をこれ以上減らさずに過ごしたい。
- 目 標 ▶ 1日1,000円以内で過ごす。

②訴え ▶▶ 新しいグループに入ったけれど，寂しい。

◆解答例◆
- ニーズ ▶ 知り合いを作りたい！
- 目 標 ▶ 自分から挨拶をして，世間話をしてみる。

③訴え ▶▶ あまり聞きたくない話が続いている。

◆解答例◆
- ニーズ ▶ 話を終えたい。
- 目 標 ▶ NO-GOサインを出す。

④訴え ▶▶ 職場の同僚から一方的に冷たくされた。

◆解答例◆
- ニーズ ▶ 同僚に何が起こったかを知りたい。
- 目 標 ▶ 自分から声をかけ，理由を尋ねる。

⑤訴え ▶▶ 上司から夕方になって突然残業を命じられたが，自分には友人と出かける予定がある。

◆解答例◆
- ニーズ ▶ 残業と自分の予定の両方を上手に調整したい。
- 目 標 ▶ 上司に，いつまで残業するかについて確認する。友人に待ち合わせの時間をずらしてもらえないか相談する。

## （ニーズに関するワーク）

### Work 2　ニーズに目を向ける

- 入院歴 25 年の A さん　55 歳
- 30 年前は左官工として働いていたが，幻覚，妄想に左右され，職場で傷害未遂事件を起こし，心神耗弱で責任能力なしと判断され，精神病院に入院となり，現在に至る。
- 両親，兄弟とは音信不通。まったく身寄りはない。
- 精神症状は寛解している。元来無口であり，タバコを吸っているか，横になっていることが多く，活動性は低い。
- もともと手先が器用で OT では能力を発揮する。
- 退院について話が出ると，「ずっとこのままでいい。病院でいい」と話す。
- 他患や職員との接触も自らは行わず，手はかからないので存在が薄い患者。
- ある日，実習に来ていた学生に「入院生活に幸せなんかない，安心があるだけ」と話したという。

① A さんはどのようなニーズを持っていると考えられますか？
その理由も併せて考えてみましょう。

◆解答例◆
- 存在を認められること……手がかからないため，職員からのかかわりも乏しい。
- 幸せがあり，安心できる生活を営むこと……入院生活について，幸せと安心を挙げている。
- 作業を通じて成果を得ること……手先の器用さにより，OT にも参加し，能力も発揮している。
- 対人関係が少ない仕事に就くこと……もともと働いていたこと，元来無口であること。

② A さんがニーズを充たそうと取り組めるようになるために，スタッフとして考えられる工夫を挙げてみましょう。

◆解答例◆
- 手のかからない存在感の薄い患者というとらえ方を外すために，定期的な面接を実施し，存在の承認を行う（ニーズに目を向けるための働きかけ）。
- 外出の機会を増やし，本人の知っている社会と現在の社会とのギャップを埋める作業をする（幸せがあり，かつ安心感のある生活のイメージ作り）。
- 手先の器用さを活用できる場を増やす，OT で製作した作品について正のフィードバックを行う。

解答

## Work 3　ニーズに目を向ける part2

あなたがかかわっている対象者（患者さん，メンバーさん）を1人頭に思い浮かべてみましょう。

①その方の持っているニーズは，何だと思いますか？また，その方のどんな言動や行動から，そのニーズを持っていると考えましたか？書き出してみましょう。

◆解答例◆

【概要】29歳女性。精神科デイケアに通所中。統合失調症。父，母との3人暮らし。高校卒業後，事務系の仕事に就職。職場では人間関係に恵まれ，上司からも信頼を得るなどして過ごす。3年後，職場の配置転換があり，主任という立場を任された。同じ時期にこれまで面倒を見てくれていた上司が職場を辞めたこと，新しい上司と意見が合わないこと，新人の面倒をすべて任されたことなどがストレスになり，会社に出勤できなくなる。1カ月休養をとったのち，職場復帰をしようと試みたが，「職場全体で自分をやめさせようとしている。自分にはすべてわかっている」など話すようになり，間もなく幻覚妄想状態により精神科病院へ入院。2年の入院期間を経て，退院となった。

退院後は，仕事に就くことを目的に精神科デイケアに通所を開始した。デイケアでは，仕事に就くことをイメージしながらプログラムにも積極的に参加し続けている。同年代の友人もできつつあるが，熱心に参加するあまり，他者と意見が食い違うことがあると，感情的なやり取りをしてしまうことが少なくない。

【デイケアでの普段の行動，言動から考えられるニーズとその背景】

（ニーズ）再び仕事に就くこと。

（背景）・デイケア通所の目的として再度仕事に就くことを挙げている。
・デイケア中に「自分が一番活き活きしていた時は，仕事をしていた時」と話していた。
・主治医から今後について，「デイケアが安定してきたら働くことについても考えましょう」，と言われたことを大変嬉しそうに話していた　など。

（ニーズ）・感情的にならず他者とかかわりを持つこと。

（背景）・デイケアや家庭でも，他者と意見が違うと口論に発展してしまうことがしばしば起こり，後から振り返ると，本人も「どうして私はいつもこうなっちゃうんだろう」と後悔している様子が見られる。
・スタッフに「人と話していて気分が悪くなったらどうしたらいいの？」と，不快な感情についての取り扱いについて対処しようとする言動が聞かれる。
・話し合いのプログラムで，「私は人と意見が違うと，ついついイライラしちゃうことがあるけど，みんなはそういう時ないですか？そういう時どうやってうまくやり過ごしているんですか？」と議題に挙げていた　など。

（ニーズ）友人を作ること。

（背景）・他のメンバーさんからデイケアの帰りにお茶に誘われて，大変喜んでいた
・このデイケアを選んだ理由を，同年代の人が多く，話が合いそうな人が多かったから，と話していた。

②その方がニーズを充たすための取り組みに対して，スタッフとしての工夫を挙げてみましょう。

◆解答例◆

**ニーズを充たすためのスタッフの工夫**

（ニーズ）再び仕事に就くこと。
- 現在の体調や生活リズム，疾病管理の状況などを定期的に確認し，就労準備性を高めていく。
- デイケアのプログラムにおいて，リーダーや司会など適度に負荷がかかる役割を担うように提案する。
- 就労支援センターなどの就労に関する社会資源についての情報を伝達する。

（ニーズ）感情的にならず他者とかかわりを持つこと。
- SSTに参加し，対人技能を学習することを提案する。
- 安定した感情で他者とかかわりが持てた経験について正のフィードバックをする。
- 感情的なやり取りに発展しそうな場面があればスタッフがその場で介入し，どのようにして折り合いをつけていくかについて共に考える。

（ニーズ）友人を作ること。
- SSTに参加し，対人技能を学習することを提案する。
- デイケアで何らかの役割を担い，ほかのメンバーとやり取りする場面を作る。

解答

# 解答

## Work 4　妥当ではないニーズから使えるニーズに転換する

何もしない一日に飽きている。

◆解答例◆
（視点）
どんな一日を過ごすことができれば飽きることなく生活できるのだろうか？
（考えられる具体的なニーズ）
身だしなみを整えて，街に出かけたい。
家事の経験を活かせる内容の仕事に就きたい。
家事以外にもできることを増やしたい。

同年代の人がいきいきとしているのがうらやましい。

◆解答例◆
（視点）
Bさんにとって，同年代の人のどの部分がいきいきと見えるのだろうか？
（考えられる具体的なニーズ）
働きたい。
家族以外の人と話したい。
友人を作りたい。

社会に出るのが怖い。

◆解答例◆
（視点）
社会に出られるために，どうすることができたら怖さが減るのか？
（考えられる具体的なニーズ）
家以外に過ごせる場所を作りたい。
家族以外に相談に乗ってもらえる人がほしい。
社会に出る準備をしてくれる人や機関を知りたい。

（目標設定に関するワーク）

### Work 5　目標までのステップを考える

以下の行動が形成されるために必要な技能を考えてみましょう。

①初対面の人に自己紹介をする。

◆解答例◆
- 初対面の人かそうでない人かを見極める。
- 話しかけるタイミングを見極める。
- 適度な距離に近づく。
- 視線を合わせる。
- 声をかけ，挨拶をする。
- 自分の名前を伝える。
- 相手の名前を尋ねる。
- 挨拶をして，話を終える。

②会話の輪に入る。

◆解答例◆
- 会話をしているのが誰なのかを見極める。
- どんな会話をしているのかについて，サインを見極める。
- 適度な距離に近づく。
- 視線を合わせる。
- 声をかけ，会話に加わりたいことを伝える。
- 相手の返事に耳を傾ける。
- 会話していた内容を尋ねる。

③人の話に耳を傾ける。

◆解答例◆
- 視線を合わせる。
- 身体の姿勢を相手に向ける。
- うなずく，相づちを打つ。
- 相手の話しの最後を繰り返す。
- 感想を伝える。

# 解答

## Work 6　ニーズを見極め，目標を設定する面接を行う

聞き手と話し手に分かれます。話し手は以下のCさんの役割を担い，聞き手との面接を始めましょう。

- 35歳　男性　Cさん
- 高校2年より閉居生活が続き，働いた経験はない。最近になり，親の勧めもあってしぶしぶ生活支援センターに出かけ始めた。
- 自分は普通の人と変わらないが，働けないだけだという。
- いつも誇大的な話しで，職員とだけしか話さない。
- 口癖は「トップを取る」「今に世界を見返してやる」「人に馬鹿にされない生活をする」。

①聞き手は，話し手との会話を通じ，Cさんのニーズを把握しましょう。

◆解答例◆
働くこと。
働いて，経済的に自立すること。
他者から認められること。

②ニーズが把握できたら，ニーズが充たされるための目標を設定しましょう。

◆解答例◆
長期目標「アルバイトを始める」
短期目標「就労支援センターで就労相談をする」

③その目標が達成されるためには，どのような技能が必要になるかを話し合って，リストアップしましょう。リストアップができたら，取り組む順番についても決めましょう。

◆解答例◆
短期目標に向けて⇒就労支援センターに電話をかけてアポイントを取る，就労支援センターで聞きたいことを要点をまとめて伝える，就労支援センターの職員さんの話に耳を傾ける，わからないことを質問する，相談に乗ってくれたお礼を伝えるなど。

## （動機を高めるためのワーク）

### Work 7

Work 2 の A さん，Work 4 の B さんについて，以下の質問に答えていきましょう。
それぞれの人に対して，SST を導入するとしたら，SST に対する動機をどのように高めながら面接を組み立てますか？どんな戦略で，何を伝えていくか，考えましょう。

◆解答例◆

A さんに対して……「幸せで，安心できる生活を営む」ことを目標に掲げる。退院が目標になってしまうと，今ある「安心のある生活」までもが奪われてしまうことに不安を感じてしまうため，退院が目標ではなく，「幸せで，安心できる生活」が目標。入院生活では「幸せ」はないとのことなので，幸せが得られる場所を探っていくことが戦略となる。

B さんに対して……本人が今後どのような将来を描いているかについて共有する。その上で，今の生活から，描いている将来に向けての具体的なステップをはっきりさせていく。特に，発症前の大学生活にとらわれているようであるため，そこで上手くいかなかったという体験が今後の生活に支障とならないために，「これからの生活で起こるかもしれないことを今から準備しておくと，その時は困らなくて済むかも。」という形で，今後に向けての準備の1つとして，対人関係の技能の練習を促す戦略。

### Work 8

演習 3 で取り上げた人について，さらに以下の設問に答えていきましょう。

この方に，SST に対する動機を高めるための面接をするとしたら，どんな戦略で，何を伝えていくか，考えましょう。

◆解答例◆

今後仕事に就きたいというニーズに沿って，SST が仕事に就くことに大変役に立つことを伝えていく。以前に仕事をしていた経験を振り返りながら，「その時にどんな対人関係が作れていると，より働きやすい職場になっていたか」という視点から，獲得しておくと今後仕事に就いた時に役に立つ技能を一緒に抽出する。また，仕事に就く際に必要な対人技能は，今から練習しておくことでよりスムーズに活用できるようになることを伝え，現在の生活から取り組むことを提案する。

# 4.
# 問題解決徹底理解&活用

小山 徹平

## はじめに

SSTはそれまで行動理論に基づいて行われていたさまざまな技法をパッケージ化されて開発されたものですが，問題解決技法もそういった技法の1つです。SSTで行われている問題解決技法は，学習した技能を使った際に起こりうる問題の解決と，受信，処理技能を含めて訓練することを目標とし（熊谷，1995），獲得した技能を他の環境に移し変えて用いる力を強める方法の1つ（リバーマン，1993）としてトレーニングされています。この問題解決技法は，それまで行われていた認知行動療法の1つである問題解決療法（Problem-Solving Therapy：以下PSTと略します）がベースとなっています。ですから，PSTを学ぶことによって，問題解決技法のSSTでの応用の仕方や技法本来の目的をとらえることができるようになり，リーダーとして活用できるようになることが期待されます。

## 問題解決療法／技法とは

- 問題解決療法(Problem-Solving Therapy：PST)とは
  ── D'Zurilla & Goldfried(1971)によって提唱された，社会的問題解決モデルに基づく認知行動的介入技法
  → 1973年 Goldstein 問題解決技能の SST アプローチ
- 問題解決療法／技法の主な目的
  ── 不適応的な反応を引き起こしているような日常生活上の問題を，クライエント自身で特定し自力で効果的に解決できるようになるために，一般的なスキルを教示し支援する
  （「低減」「再発防止」「予防」）

# 4. 問題解決徹底理解＆活用

## I 問題解決療法（PST）とは

PSTとはズリラとゴールドフリード（D'Zurilla & Goldfried, 1971）によって提唱された認知行動的介入技法で，日常生活上の問題を，クライエント自身が特定し自力で効果的に問題解決できるようなるために，一般的なスキルを教示し支援することを目標としています。つまり，クライエント自らが，不適応反応ひいてはその原因となりうる日常生活上の問題の「低減」「再発防止」「予防」が行えるようになることを目標としています。

### 1. PSTにおける「問題解決」とは

「問題解決」とは「日常生活の中でストレスを感じる問題に対する効果的かつ適応的な解決法を探る個人の自己志向的，認知行動的プロセス」（Nezu, 2003）と定義されており，2つの側面から構成されています。1つは問題志向（problem orientation）の側面，そしてもう1つは問題解決スタイル（problem solving style）の側面です。

---

## Social Problem-Solvingとは

日常生活の中でストレスを感じる問題に対する効果的かつ適応的な解決法を探る個人の自己志向的,認知行動的プロセス（Nezu, 2003）

- 問題志向（problem orientation）
  - ポジティブな問題志向（positive orientation）
  - ネガティブな問題志向（negative orientation）

- 問題解決スタイル（problem solving style）
  1. 問題提起（problem orientation）
  2. 問題の明確化と定式化（problem definition and formulation）
  3. 代替可能な解決策の算出（generation of alternatives）
  4. 意志決定（decision making）
  5. 解決策の実施と検証（solution implementation and verification）

### 1）問題志向とは

　問題志向（problem orientation）とは，日常生活上で問題が起きた時にどのように受け止めどのようなスタンスで問題解決に取り組むかということであり，ポジティブな問題志向（positive orientation）とネガティブな問題志向（negative orientation）があります。ネガティブな問題志向とは，問題と直面した時に「自分には対処できない」「もうだめだ」といったような受け止め方で，「この問題から逃げよう」「この問題はすべてあいつのせいで俺は悪くない！」といったような回避的な，もしくは衝動的なスタイルを招くことになります。一方でポジティブな志向とは「今問題を解決すると自分を成長させるチャンスになる」「この問題と向き合うことは問題解決能力アップにつながる良い機会だ」といったとらえ方で，落ち着いて問題解決に取り組めるようになり，合理的かつ効果的な問題解決ができるようになると言われています。

　PSTでは，自分にどのようなネガティブな問題志向があるかを気づかせ，そのネガティブな問題志向をポジティブな問題志向へと自ら転換できるように介入していきます。この手続きを反映したのが，SSTでの問題解決技法では「ステップ1：立ち止まって考える」にあたります。つまりこれは，気持ちが落ち着かず「自分には対処できない」「もうだめだ」というネガティブな志向を「さぁ問題解決するぞ」というポジティブな志向に持っていくことを目的としています。ですからSSTリーダーは，ステップ1を行う際には，問題解決を行おうとしているSST参加者が，ネガティブな問題志向からポジティブな問題志向にきちんと転換できているか，そしてその切り替えを自らが工夫して行えているかを確認しなければなりません。

### 2）問題解決スタイルとは

一方で問題解決スタイルとは，
①問題提起（problem orientation）
②問題の明確化と定式化（problem definition and formulation）
③代替可能な解決策の算出（generation of alternatives）
④意志決定（decision making）

⑤解決策の実施と検証（solution implementation and verification）

といった各プロセスのことを指します。これらのプロセスは，SSTでの問題解決技法でも，ステップとして紹介されているのはご存知だと思います。そしてこの各プロセスもPSTでは，さまざまな工夫がなされ，クライアント自らが効果的に行えるように介入します。このような工夫を知ることで，SSTでの問題解決技能もスムーズに行えるようになると思いますので，一つ一つのステップを説明する際に各ポイントをご紹介したいと思います。

## 2. PSTを行う際の注意点

さて，ここで，1つ気をつけなければいけないことをお伝えしておきます。これまで話してきたとおり，PSTでの目的はあくまでクライエント自身の問題解決の力を付けていくことが目的となっています。これはSSTでの中での問題解決技法でも同様のことです。しかし実際PSTや問題解決技法を行うと，ついつい「問題解決能力を身に付けること」が目的でなく「目の前の問題を解決すること」を目標としてとらえがちです。確かに，PSTや問題解決技法を行うその場では目の前の問題の解決を試みようとしてさまざまなステップを踏んでいきます。しかしそれはあくまで手段であって，その体験を材料に，クライエント・参加者自身が問題解決能力を身に付けることが目的になります。リーダーは本来の目的をとらえ間違えることなく技法を行わなければ，参加者のリハビリテーションとして効果をもたらすこともできないでしょう。

PSTでは，参加者自身にも，問題を解決することがこの場での目的でなく自分自身の問題解決能力を付けることが目的であることをはっきりと伝えます。SSTでの問題解決技能においても同様に，参加者に技法の目的を正しく明確に伝え，共有することが大切になるでしょう。

## Ⅱ　PSTの実際

では実際に私がデイケアで統合失調症，発達障害の方を対象に行ったPSTの

資料を用いながら，ご説明したいと思います。資料は2種類になります。1つは問題解決のステップが表紙に書いてあるもので，各ステップにおけるコツをまとめている冊子です。そしてもう1つは，問題解決シートです。これは1つの問題解決をするたびに1枚書く用紙で，参加者にはコピーをしてその都度渡したり，デイケア室で自由に取れるように置いたりしていました。このグループは，週に1回，1回60分，全6回で行われました。

## 1. 導入

まず導入では，問題解決能力を身に付ける意義を伝えました。そして同時に問題解決能力を身に付けることへの動機付けを高めました。そして各ステップの提示し，ポスターでも掲示しました。本グループではステップ1～ステップ5で表記しましたが，これは，参加者のアセスメントの上で決めたもので，もし皆さんが各施設で行う場合には，参加者に合わせてもっと簡略化，もしくはより細分化するなどの工夫をされるといいと思います。

## 2. 各ステップの紹介

そして，次に各ステップの意義解説をしていきました。

「ステップ1：気持ちの準備をする」

情動を安定させないと十分に問題解決能力が発揮されないので，気持ちの準備をする必要があります。

「ステップ2：情報を集めて何が問題かはっきりさせる」

情報収集をしっかり行わないと問題が明確にならず，問題が明確にならないと適切な解決策が導き出せません。

「ステップ3-1：思いつく限りの解決策を挙げてみる」

解決策のレパートリーを多く持つことはさまざまな場面に対応できるために有効です。

「ステップ3-2：解決策のメリット，デメリットを挙げる」

挙がった解決策の良し悪しを見極めると効果的な解決策を選びやすくなります。

「ステップ4：解決策を1つ選ぶ」

解決策を見極めずに複数同時に行おうとすると失敗が多くなります。

「ステップ5-1：実行の計画を立てる」

日時など具体的なやり方の計画を決めておくといざその場になったときにスムーズに実行できます。

「ステップ5-2：後日実行できたかを確認する」

確認することで解決策が実行されないまま置き去りにならないようにし，うまくいかなかった場合には次に生かすためにも実行できたかの確認が重要です。

### 3. グループ全体での問題解決シート作成

　問題解決の意義，問題解決の各ステップの意義解説が終わると，グループでは，まず全員共通の問題を通して，1枚の問題解決シート（資料参照）を皆で書いていくという作業を行いました（この時の問題解決シートは模造紙の大きさに拡大し，それを囲むようにして行いました）。これは，共通の問題を材料にした問題解決を通して，まずは各ステップの手順を一通り学ぶことが目的となります。実際にグループで扱った問題は「デイケアの部屋がいつも汚いので，ものが片付いておらず，いざという時に使いたいものが見つからずに困る」という問題でした。

　先行研究でも問題解決療法をグループで行う場合，まずは共通の問題を扱うことで各ステップを学ぶことを推奨しています。たとえば，グループ初回につきものの自己紹介を利用して，「自己紹介をしなければならないが何を話すべきか」を題材に問題解決をグループ全体で行う，といったこともやったりします。

### 4. 各個人での問題解決シート作成

　問題解決の各ステップを学んだあとは，それぞれ個人の問題について，それぞれが問題解決シートに記入していく段階に移っていきます。私が行ったグループでは，毎週宿題として，日常であったことを問題解決シートに書いてくるように伝えました。そしてそれを次回のセッションで宿題報告として発表し，もし可能

であればその対処した場面のロールプレイを行いました。問題解決シートの報告とロールプレイの後は，他メンバーやリーダーからシートの記述内容やロールプレイについて正のフィードバックが与えられました（「ステップ1がきちんとできていると思う」「解決策の量が多くて良い」「ロールプレイでは解決策をきちんと実行できていた」など）。そしてその後は，問題解決に関する修正のフィードバックが行われ，改善点を取り入れ次回までに別の問題解決をしてくることが宿題になるというのが大まかな流れでした。そして，宿題報告が終わると，各ステップのブラッシュアップと称し，各セッションで少しずつステップ1から順にポイントを教示し，時にはそれに関するワーク（練習問題）をみんなで解くという流れで行っていきました。メンバーによっては，このブラッシュアップで練習したポイントを取り入れることが次回までの問題解決の宿題となる場合もありました。

## Ⅲ　各ステップのポイント

　それでは，これから各ステップのブラッシュアップとしてグループで紹介した，各ステップのポイントを説明していきたいと思います。このポイントこそ，問題解決療法で提示されている工夫点です。この工夫点を皆さん自身が抑えることで，SSTでの問題解決技能もスムーズに運ぶことができるようになると思います。

### 1．ステップ1：気持ちの準備をする

　これには2つのポイントがあります。1つ目のポイントは，「立ち止まって考える（Stop and Think）！」です。前述のネガティブな問題志向をポジティブな問題志向に変えるための手続きになります。ネガティブな志向のままだとこの後のステップのパフォーマンスも低下してしまいますので，ここでポジティブな問題志向にする必要があるのです。

　この問題志向には，その人の原因帰属のスタイルも関係しています。何か問題が起きたときに，自罰的になり過ぎたり，その原因を変化しそうにないと固定的に評価する傾向が強かったりすると，その人はネガティブな問題志向になりやす

くなります。逆に「○○がいけない」「○○のせいだ」と他罰的に問題帰属しやすい人は，自らが問題解決をする必要がないと判断しがちです。

　また，すぐ解決しようと衝動的に動いたり，誰かが解決してくれるだろうと依存的になったり，自分には対処できないからこの問題から逃げようと回避的になったりといった問題解決スタイルも問題志向には影響してしまいます。よって，問題解決スタイルの影響性をなるべく低めるためにも，まずは頭を一度まっさらにし，客観的に正しく把握できるようになる必要があるのです。

　実際のグループでは，各メンバーの原因帰属の傾向と問題解決スタイルは事前にアセスメントしておきます。その上で，それぞれの過去の体験を引き出しながら，心理教育をしていきました。プリントでは
　①「困った，どうすることもできない。もう逃げたい」vs.
　　　　　「よし，落ち着いて考えよう。できることから考えてみればいい」
　②「私には無理だ。自分には対処できない」vs.
　　　　　　　「スキルをちゃんとやれば，自分にも対処できる」
　③「チクショウ！絶対にあいつが悪い！」vs.
　　　　　　　「これは自分の対処能力を向上させるチャンスだ！」
といった例を出しながら，上記のどちらの気持ちの方が問題解決の能力を発揮できそうか？を問い，確認をしていきました。なお，この例は，上から，①固定的な原因帰属で回避的な問題解決スタイル，②自罰的な原因帰属で依存的な問題解決スタイル，③他罰的な原因帰属で衝動的な問題解決スタイルの例と，それに対応したポジティブな問題志向から出てくる思考の例を示しています。そして最後に，ポジティブな問題志向をとることで，問題解決へのセルフエフィカシーが向上し，問題解決の成果が期待できるようになることを伝え，問題そのものの評価を自らが適切に行えるように介入をしました。

　また立ち止まって考えるための補助的な具体策として，
　①ポジティブな問題志向からでてくる思考例を自己教示する。
　②深呼吸，お茶を飲む，その場を離れる，1人になる，などの情動のコントロールを目的とした行動を行う。

といったこともグループでは提案をしました。①は気持ちを落ち着かせるための「呪文」、②を「おまじない」として表現しました。自己教示とは、自分の習得したい考え方などを、自分で自分に言い聞かせる心理学的技法で、認知行動療法の1つである自己教示訓練等で行われているものです。実際に声に出しても、心の中で言っても構いません。グループではそれぞれの「呪文」と「おまじない」を決め、実際に問題解決場面で行ってくることも宿題としました。

2つ目のポイントは、ステップ1を行う時の「手がかり（サイン）」を掴むことです。ステップ1は、問題解決しようとする時にまず行うステップです。つまり、ステップ1を行おうとする手がかりを掴むということは、ひいては問題解決を行うべき「手がかり（サイン）」を掴むことになります。ここでは、自分の感情状態をマーカーとして、どのような時に問題解決を行うべきか、そしてどのような時にステップ1を行うべきかを理解することが目的となっています。これが理解できるようになると、問題解決をすべき適切な時に自らで行えるようになり、自然に問題解決を発動できるようになります。またこのような手続きを踏むことで、問題の知覚やその感受性の向上も期待でき、自ら問題を見逃さず早め早めに問題を問題として認識できるようになることが期待されているのです。グループでは、「○○さんの場合は、△△（例 不安、イライラ）な気持ちになった時に、問題解決シートを書くタイミングだと思えば良さそうですか？」といったように本人と共有をしていきました。

## 2．ステップ2：情報を集めて，何が問題かをはっきりさせる

これには多くのポイントがあります。まず、「情報を集める」ことに対して2つのポイント、「何が問題かをはっきりさせる」ことに対して2つのポイント、計4つのポイントです。

まず1つ目のポイントは、「情報は、ひたすら書き出す」です。これは問題に関する情報をアウトプットさせて、視覚化させることがねらいです。問題事象が

起きた時，そのことについてぐるぐる頭の中で考えていると，情報の整理がなかなかつかないものです。ついつい個人的に気になっている部分や不安恐怖といった感情を呼び起こすような点にばかり焦点が合いやすくなってしまいます。

そこで，まずは書き出すことが大切になるのです。そして，書き出すことによって，問題のさまざまな情報が目に見える形になり，改めてその情報全体を鑑みることができ，整理しやすくなることを伝えます。

そして2つ目のポイントは「客観的な具体的な情報だけ集める，自分の気持ちや考えは棚上げする」です。情報を集めようとすると，なかには曖昧な情報や自分の思いといったものが多く入り込んできてしまいます。しかし情報を集める際には「いつ」「どこで」「誰が」「どんな状況で」といった具体的な客観的事実をまず把握しなければなりませんし，不正確な曖昧な情報ばかりではその後の問題解決を誤ったものに導く可能性が高くなります。適切な問題解決のためには，正しく客観的な状況把握と情報収集から始まるといっても過言ではありません。自分の気持ちや思いばかりを重視してしまうと自分本位な対処法しか思い浮かばず，状況や場面にあった適切な対処法が出てきにくいものです。ですから，まずは「客観的な」「具体的な」情報を集めることが必要なのです。

グループではこのポイントを修得するために，「新聞記者になったつもりで，情報を書き出してみましょう」と伝え，練習問題を行いました（資料を参照）。練習問題では，女性と子ども2人が話している絵を見せ，この場面を目撃した人の話を今から聞いてもらいます，客観的で具体的な情報だけをワークシートに書き出してみましょうと伝え，以下のように読み上げました。

「先生らしき女の人が，子どもに何か話していたよ。緑の洋服着て，青いスカーフを首にして，リュック背負って，帽子もかぶっていた。あと，あの建物は指差してあの建物はどうとか言っていたような気がする。左手にパンフレットみたいな小さな本を持っていたから。たぶん，観光とか，遠足とか，そんな所だと思うよ。子どもは2人いて，2人とも緑の上着着て，帽子かぶっていたね。リュックも背負っていたよ。まるで双子みたいに同じ格好だったなぁ。うん，そ

うか，今思うと，2人は双子だ，男の子と女の子の。後姿だったから良くわからなかったけれど，1人は髪の毛が短かったから男の子で，もう1人は髪の毛が長かったから女の子だと思うよ。

　あっ，でも，今考えたら，先生は生徒に怒っていて，何か注意していたのかも。先生らしき女の人の表情まではよく見えなかったけど，何か話しているのははっきり見えたし，子どもの後姿もどことなく申しわけなさそうにしていた気もしてきたよ」

　これを読み上げた後，まずは自分で正しく「客観的な」「具体的な」情報のみを書き出せているかをチェックしていき，もし「主観的な」「曖昧な」情報があったらそれを線で消していくという作業を行いました。ここでは，意識しないといかに「主観的で」「曖昧な」情報を取り込んでしまうかを体験してもらいました。なお，以下が回答例です。

- 女の人が，子どもに何か話していた。
- 女の人は，緑の洋服を着て，青いスカーフを首にして，リュック背負って，帽子もかぶっていた。手を上げ，指差していた。左手には小さな本を持っていた。
- 子どもは2人，後姿だった。2人とも同じ格好で，緑の上着を着て，帽子をかぶって，リュックも背負っていた。1人は髪の毛が長くて，もう1人は髪の毛が短かった。

　3つ目のポイントは「『何でそれが嫌なんだろう？』『何でそれが困るんだろう？』と自問自答して，真の問題をはっきりさせよう」です。困った場面に出会うと，ついつい「ここが問題なんだ！」とすぐに問題を定義してしまいがちです。しかし，良く考えると背景に「真の問題」がある場合が意外に多いものです。

　たとえば「朝，出かけようとしたら，曇り空。傘どうしよう，困ったなぁ」という場面を問題解決したいとメンバーさんが挙げたとします。そうすると「傘を持っていくべきか判断できないのが問題」と思ってしまうことがあります。そして「TVで天気予報を見る」「降水確率を177で調べる」などの対処法を提案すれ

ばいいと思う方がいるかもしれません。果たしてそれで本当に問題解決になっているのでしょうか。

　ではここで、メンバーさんに「何でそれが嫌なんだろう？」「何でそれが困るんだろう？」と自問自答するように促したとしましょう。その結果、あるメンバーさんは「傘を持っていくとなると両手がかばんと傘でふさがるので嫌。バスに乗る時にすごく邪魔でいつも困るから」と答えるかもしれません。また別の方は「荷物が重くなるのが嫌。傘の分だけ荷物を減らせればいいのだけれど」と答えるかもしれません。また別の方は「洋服が濡れると体が冷えて風邪をひきそうで嫌。万が一のことを考えて傘を持っていくべきかどうかで悩んでいる」と答えるかもしれません。

　このように、同じ「傘を持っていこうか悩む」場面だとしても、真の問題は個人それぞれにあるということがあります。それぞれの問題が見えてくると、「天気予報を見る」「降水確率を177で調べる」という解決法ではなく、「片手が塞がらないような折り畳み傘を持っていく」「荷物が重くならないように軽量化された傘にする」「洋服が濡れないようにレインコートを持っていく」などのより効果的な解決策が思い浮かぶようになるかもしれません。もしくは「傘で手が塞がっていてもスムーズにバスに乗るためにはどうしたらいいか」「傘の分だけ荷物を減らして軽くするにはどうしたらいいか」「洋服が濡れても体を冷やさないようにするにはどうしたらいいか」といったように、別の焦点から問題解決したほうが適切な場合も出てくるでしょう。

　このように自問自答することで、目の前の困った場面での真の問題は何かを、自らが的確にとらえられるようになり、問題の明確化が正しく行われるようになるわけです。

　そして4つ目のポイントは「まずは、とりあえずはゴールを設定して書く」です。このコツは、自分が行ったグループのメンバーさんが、目標を高めに設定しやすく、時には大本の複雑な問題にいきなり取り掛かろうとしたために取り入れた工夫点で、問題を粗大にとらえ過ぎて不適切な明確化を防ぐ目的で示したもの

です。ですので，対象者によってはこの工夫点は必要ない場合もあるでしょう。

　この工夫点は，具体的なゴールをイメージさせ，問題解決の実現可能性を高めることを狙っています。具体的で現実的なゴールを思い浮かばせるために，「まずはこうなったらOK」「とりあえずはこうなったらOK」という視点からスモールステップでゴールを設定するように促します。問題解決の実現可能性を高めることによって，自らが成功体験を積みやすくし，問題解決技法の有用性を感じやすくなることも期待しています。

　なお，時々「真の問題」「とりあえずのゴール」を考えていると，複数出てくる場合があります。こういう時は，最初に考えた問題が実は1つではなく「複数の問題」であったことを表しています。このような場合には，それぞれについて，問題解決することとし，まずはどの問題から解決していくかを本人が決められるように，リーダーはサポートする必要が出てくるでしょう。

## 3．ステップ3-1：思いつく限りの解決策を挙げてみる

　このポイントは「解決策は質より量」です。これはSSTの問題解決技法でも必ずリーダーが解説するポイントですのでご存知の方も多いと思います。解決策を産出するこの手続きをブレインストーミングと言い，脳（ブレイン）に嵐（ストーム）を起こすように，ひたすらたくさんの解決策を一生懸命に思いつく限り生み出す手続きです。この手続きでは，「判断延期の原則」が採用されます。「判断延期の原則」とは，思いついた解決策が実現可能でありそうかとか，どれだけ効果的と思われるかという判断は今すぐにはせずに（つまり質の判断は先延ばしにし），量を出すことを優先する原則のことです。一見現実的でない効果的でない解決策でも，それを候補に挙げることによって，そこから現実的な解決策を思いつくことができる場合もあり（たとえば「雨が降らないように魔法をかける」は現実的でないがそこから「雨が降らない屋内施設等に行く」という解決策が思いつく），判断延期によってより多くのアイディアが生まれるようになります。

　また，すぐにこれでいいのでは，と判断し解決策を実行してしまったがために，後から「良く考えてから動けばよかった」と後悔することもよくあることで

す。こういったことを防ぐためにも，「判断延期の原則」でブレインストーミングをする必要があるわけです。

　グループではここでブレインストーミングの練習問題（資料参照）を行いました。はじめは解決策が3〜5つ程しか出せなかったのが，練習することによって20，30近くは産出できるようになりました。その時のヒントとして，「解決策が思い浮かばなくなったら『○○さんだったらどうするだろう？』と考えてみましょう」と提言をしました。これはPSTのブレインストーミングではよく行われる方法で，仕事の問題を問題解決しようとする時は仕事上のお手本にしている○○さんだったら，と考えてみたり，はたまた自分の母親だったらと考えてみたり，突飛なアイディアが欲しい時は有名な漫画のキャラクターが自分の立場だったらと考えてみることも有効でしょう。

## 4．ステップ3-2：解決策のメリットとデメリットを挙げる

　これには2つのポイントがあります。

　1つは「さまざまな視点から考える」そして，「頭の中で実際にやっているところをイメージしてみてから考える」です。メリットデメリットの検討といっても，PSTではさまざまな視点から行われます。自分にとってのメリットデメリットだけでなく，相手や周囲の人などの社会的効果におけるメリットデメリット，短期的な，もしくは長期的な効果におけるメリットデメリット，時間と労力といった実施可能性の面からのメリットデメリット，現実的に問題をどれぐらい解決してくれそうかという解決可能性の評価，自分の気持ちをどれぐらい落ち着かせてくれるかと言った情緒的側面への効果などです。問題解決能力がまだ十分でない場合，ある視点ばかりに偏ったメリットデメリットの評価をしがちです。衝動的なタイプの人は短期的効果ばかりを重視するでしょうし，評価不安の高い人は周囲の人にとってのメリットデメリットを他の視点よりも優先してしまうかもしれません。そのような判断のバイアスがかからないようにするためにも，さまざまな視点からのメリットデメリットの検討を心がける必要があるのです。

　「頭の中で実際にやっているところをイメージしてみてから考える」というの

は，いわゆるイメージリハーサルをする，ということです。一つ一つの解決策を実際に頭の中で行うことで，メリットデメリットが具体的に評価できるようになります。メリットデメリットがどうしても思い浮かばないメンバーさんには，このイメージリハーサルの練習を時間をかけて行い，自らでメリットデメリットを評価できるように介入をしました。

## 5．ステップ4：解決策を1つ選ぶ

ここでは「選ぶポイントは，①問題を解決してくれそうか，②望ましい結果になりそうか，③望ましくない結果になりにくそうか」をポイントとして提示しました。PSTでは解決可能性が高く，肯定的結果を最大にし否定的結果を最小にする解決策が最も良いとされています。

## 6．ステップ5-1：いつ実行する？具体的にはどうする？

ここでは「いつ，どこで，だれに，どのように，を考えよう。使える社会資源は利用しよう」をポイントとして提示しました。これは，選ばれた解決策の実行可能性を高めることが目的であり，そのためにより具体化した行動計画を立てられ，社会資源を自らが利用できるようにすることを狙いとしています。

## 7．ステップ5-2：実行したら確認

ここでは，「全体的満足度は，さまざまな視点から効果を判定した上で，評価しよう」をポイントとして提示しました。ここで言う「さまざまな視点」とはメリットデメリットで挙げた視点と同様です。自分にとっての効果，周囲の人にとって効果，短期的効果，長期的効果，解決の程度，時間と労力などの実施のたいへんさの評価といった視点になります。このようなさまざまな視点から結果を評価した上で，満足度を自己評定するように促しました。

以上のようにPSTでは，各ステップにさまざまなポイントがあります。そして，PSTの目的は，あくまで問題解決の各ステップを本人が行えるようになる

ことです。ですから，「ステップ3 解決策を挙げる」では，グループで解決策を考えるということはまずはしません。その問題を挙げた本人に，前述のポイントをプロンプトしながら解決策を産出するように促し，本人の問題解決能力のリハビリテーションになるようにと心がけていきます。自分が考えるためのヒントとして他メンバーに意見を聞いてみたいと本人が了解した時のみ，場から解決策のアイディアを募るという手続きで行っています（服薬や症状自己管理モジュールのように参加者全員に共通した問題の時には，全員でブレインストーミングをする手続きで行っています）。そして介入後には，メンバーさん本人に問題解決がうまくできるようになったと思うか，今後問題が起きても自分で解決する自信がついたかをきちんと確認するようにし，グループが問題解決能力のリハビリテーションに効果的であったかを確かめました。

## おわりに

　デイケアで行ってきたグループを例に，PSTの実際を示しました。このようにPSTでは，各ステップには理論や目的に基づいた介入のポイントが示されていますが，これらのポイントはSSTリーダーにもたいへん有用なものです。これらのポイントをSSTリーダーが理解し把握しておくことで，問題解決技法の各ステップが何を狙っているのか，各ステップを示す時にどこを強調したらよいのか，リーダーとして何をしてはいけないのかがより明確になったと思います。とは言え，今回ここで示したすべてのポイントを，問題解決技法を行う際に取り入れるのは，時間的にも難しいかもしれません。ぜひ目の前の参加者に合わせ，要所要所で取り入れていただければと思います。

　問題解決技法をより効果的に行えるよう，そして当事者の処理技能のリハビリテーションとして正しく機能させるためにも，PSTで示されているポイントを取り入れ，目の前のメンバーさんに合わせた工夫点を実践していただければと思います。

## Work 1 問題解決スキル

### 問題解決スキルの意義

　誰でも日々の生活の中で，いろいろな問題にぶつかることがあるでしょう。その問題は大きいことからちょっとしたことまでさまざまですし，問題が起きる状況も人によっていろいろです。
　しかしどんな問題でも，問題に対して手順をふんで対処することは，世の中で必要なスキルです。このスキルを使うことで，自分自身のストレスが軽くなり，自信も付きます。

### "問題解決スキル"のステップ

| | |
|---|---|
| Step 1 | 気持ちの準備をする |
| Step 2 | 情報を集めて，何が問題かをハッキリさせる |
| Step 3-1 | 思いつく限りの解決策を挙げてみる |
| Step 3-2 | 解決策のメリットとデメリットを挙げる |
| Step 4 | 解決策を1つ選ぶ（上級者は組み合わせても良い） |
| Step 5-1 | 実行の計画を立てる |
| Step 5-2 | 後日，実行できたかを確認する（不十分な場合は Step 4 に戻る） |

# Step 1 のポイント
「Step 1：気持ちの準備をする」

### ポイント 1　立ち止まってから考える！！（Stop and Think！）

- すぐに「○○がいけないんだ」「○○のせいだ」と突っ走って決めつけない
- まずは頭を1回まっさらにするためにも立ち止まる！

気持ちの準備のための「呪文」，「おまじない」を書き出してみよう

```
```

※「困った！大変だ！どうしよう！」 vs.「よし，落ち着いて考えよう」
※「もうダメだ……私にはムリだ……」 vs.「スキルをちゃんとやれば，自分にも対処できる」
※「チクショウ！絶対にあいつが悪い！」 vs.「これは対処能力を向上させるチャンスだ！」
※深呼吸，お茶を飲む，その場を離れる，1人になる

### ポイント 2　対処能力スキルを使う「手がかり（サイン）」をつかむ！

- 対処能力のスキルを使う時はどんな時？どんなサインがある時？
  下記に書き出してみよう

例 パニックになった時，イライラした時など

```
```

## Step 2 のポイント
「Step 2：情報を集めて，何が問題かをハッキリさせる」

### ポイント 1　情報は，ひたすら書き出す！

- まずは，情報を集めて，書く！

※何が問題かハッキリさせるには，何はともあれ，書いてみることが大事！
　頭の中で考えていてもグルグルするだけです！

※問題をハッキリさせるためにも，まずは情報集め


### ポイント 2　「客観的な」「具体的な」情報だけを集める 自分の気持ちや考えは「棚上げ」する！

- 「主観」は排除。「客観的」「具体的」「確実な」情報だけ
　「いつ」「どこで」「誰が」「どんな状況で」をおさえる

※自分の気持ちや考え，意見は，棚上げしておかないと，「主観」的になってしまう
　情報集めは，新聞記者になったつもりで……

### 練習問題

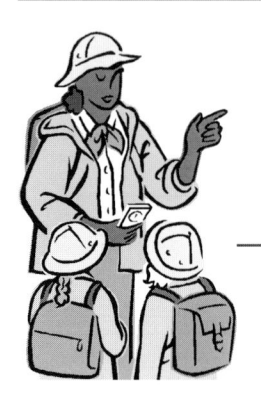

あなたは，この場面を目撃したという人に，新聞記者としてインタビューします。

その人が話していることから，「客観的」「具体的」「確実な」情報だけ書いて，メモしてください。

書き終わったらしっかり見返して，「主観的な」「曖昧な」「不確実な」情報は，つかまないように。

| ポイント 3 | 「何でそれが嫌なんだろう？」「何でそれが困るんだろう？」と自問自答すると，真の問題がハッキリ |
|---|---|

- 「真の」問題を見きわめて，はっきりさせる

※一見，「これが問題なんだ！」と思っていても，背景に「真の」問題がある場合が意外に多い!!

### 練習問題

朝，出かけようとしたら，曇り空……。傘どうしよう……。困ったなぁ，イヤだなぁ……。このような状況の時のあなたの問題を書き出してみましょう。

| ポイント 4 | 「まずは，とりあえずはゴール」を設定して書く |
|---|---|

- 具体的なゴールをイメージする！

※具体的なゴールをイメージできると，今の問題がハッキリ見えてきます
※ゴールは欲張りすぎないこと。「まずはこうなったOK」「とりあえずはこうなったらOK」ぐらいがちょうどいい

---

**「真の問題」や「とりあえずのゴール」が複数出てきたら……**

それは，最初に考えた問題が，実は1つではなくて，「複数」の問題だということ
それぞれ別に考えていきましょう（今回はまずはどれから対処するか選びましょう）

## Step 3のポイント
「Step 3-1：思いつく限りの解決策を挙げてみる」
「Step 3-2：解決策のメリットとデメリットを挙げる」

### ポイント 1　解決策は「質より量」多いが勝ち

- 問題がハッキリしても，すぐに判断して行動しない！
  これを**「判断延期の原則」**と言います
※問題がハッキリしたからといって，すぐに対処すると，たいがい失敗します。そして「よく考えてから動けばよかった……」と後悔します
※うまく対処するには，対処を実行する前に，たくさんの解決策を考えておくことが大事です！
- ブレインストーミングをするべし
※ブレインストーミングとは，脳（ブレイン）に嵐（ストーム）を起こすように，ひたすらたくさんの解決策を，一生懸命に，思いつくかぎり，生み出すことです。解決策は，いろいろな種類の，たくさんの量を出すようにしましょう
※「……さんだったらどうするだろう？」と考えてみると，別視点から解決策が思い浮かびやすくなります

#### 練習問題

ここは無人島です。ここに浮き輪が2つあります。何に使えますか？
「浮き輪2つの使い道」の解決策を"ブレインストーミング"してください。

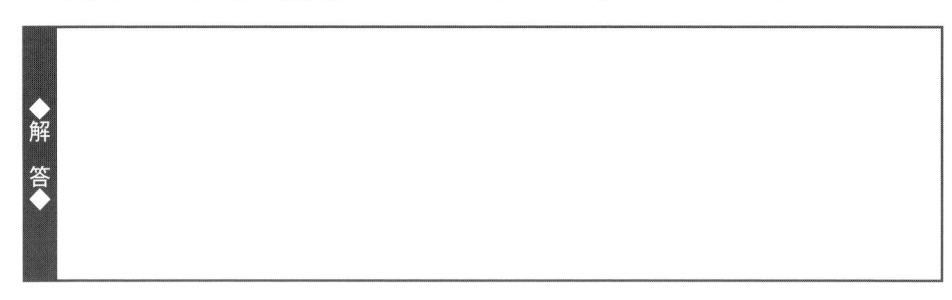

◆解答◆

◆解答例◆
ベッド，いかだの浮き，椅子，水を汲む，燃料など

| ポイント 2 | メリットデメリットはさまざまな視点から考える<br>(「周囲の人にとってのメリット／デメリット」「短期的・長期的なメリット／デメリット」など) |

- 解決策のメリットデメリットを挙げてみましょう。自分にとってのメリットデメリットに偏り過ぎないようにすることが大切です

| ポイント 3 | メリットデメリットがうまく思い浮かばない時は，<br>頭の中で実際にやっているところをイメージしてみてから，考える |

## Step 4 のポイント
「Step 4：解決策を1つ選ぶ」

| ポイント 1 | 選ぶポイントは，<br>①問題を解決してくれそうか？<br>②望ましい結果になりそうか？<br>③望ましくない結果になりにくそうか？ |

- 書き出した解決策とメリットデメリット全体を見比べて選ぼう！

## Step 5 のポイント
「Step 5-1：実行の計画を立てる」
「Step 5-2：後日，実行できたかを確認する」

| ポイント 1 | いつ，どこで，だれに，どのように，を考えよう<br>使える社会資源は利用しよう |

- 社会資源とはステップを実行するにあたって，助けになりそうな人（家族，友人，スタッフなど）やものなどです

| ポイント 2 | 全体来て満足度は，さまざまな視点から効果を判定した上で，評価しよう |

- 効果を判定するさまざまな視点とは，メリットデメリットの検討の時と同じ視点です
※「自分にとってのメリット／デメリット」
　「周囲の人にとってのメリット／デメリット」
　「短期的・長期的なメリット／デメリット」など

**資 料**                # 問題解決シート

　皆さんの生活場面で，問題解決スキルを使ってみましょう。まずは書いてみることが，向上するには必要です！「さぁ，困った。どうしよう」ということが起きたら……レッツチャレンジ！

---

スキルを使った日：　　　月　　　日

Step 1　気持ちの準備はOK？呪文・おまじないを使って……（　○　・　△　・　×　）

Step 2　問題の情報は（「いつ」「どこで」「誰が」「どんな状況」）？なにが問題か？

今回の問題 _____
情報：



「まずは・とりあえずはゴール」：

> 真の問題は見つかったかな？

Step 3-1　ブレインストーミング!!

Step 3-2　解決策のメリット（長所）とデメリット（短所）をあげる

| 【解決策】 | 【メリット】 | 【デメリット】 |
|---|---|---|
|  |  |  |
|  |  |  |
|  |  |  |

Step 4　選んだ解決策は？
_____

Step 5-1　いつ実行する？具体的にはどうする？
_____　　　　　　　　　　　　　　　　　　に実行予定。

Step 5-2　実行したら確認！

自分の満足度は？（　○　・　△　・　×　）→（　OK　・　再チャレンジ　・　時間をおく　）

（再チャレンジの場合）
Step 4　選んだ解決策は？
_____

Step 5-1　いつ実行する？具体的にはどうする？
_____　　　　　　　　　　　　　　　　　　に実行予定。

Step 5-2　実行したら確認！

自分の満足度は？（　○　・　△　・　×　）→（　OK　・　再チャレンジ　・　時間をおく　）

---

- やってみた手ごたえは？問題解決スキルは上手くできた？
（　とても良くできた　・　かなりできた　・　まあまあ　・　あまりよくできなかった　・　まったくできなかった　）

- こんど問題が起きても，うまく問題解決できそう？
　　　　　　　　　　　　　　　自信の強さは100点満点中　　　　　点／100点

# 問題解決能力に介入した
# グループの効果検討

● ── 小山 徹平 *Teppei Koyama*

デイケアで行った問題解決療法のグループの効果検討をしましたので，ご参考ください。

グループの効果を検討をするために，測度として，参加者の問題解決に対する自己効力感（self-efficacy）を測定しました。自己効力感（self-efficacy）とは，ある状況下である行動やスキルを行えそうだという予測や確信の強さのことを言います。認知行動療法では，この自己効力感が高ければ高いほどその行動は起きやすいと考え，今後その行動が起こる可能性の高さを示す指標としてとらえられています。今回は，「今後問題が起きた時にうまく問題解決技能を使って対処できるか」という問いに対して，0を「まったくできないと思う」100を「絶対できると思う」とした0～100のスケールを用いて聞きました。全セッションの開始前，中間，セッション終了後，フォローアップ時に，自己評価を口頭により求めました。また，Social Skills Scale（小山ら，2002；以下SSS）というソーシャルスキルを測定する尺度も用いました。「話している相手の方に体を向ける」「うれしい気持ちを伝えるとき，理由を具体的に話す」などのA. S. ベラックが示したスキルの各ステップを参考に項目が作成された1因子46項目7件法の尺度で，「困ったことを解決する時，いくつか解決案を考える」など問題解決の各ステップも項目として含まれています。この尺度はセッション前後に，デイケアスタッフによる他者評価で行われました。

セッションは，X年5月～9月の月3回，

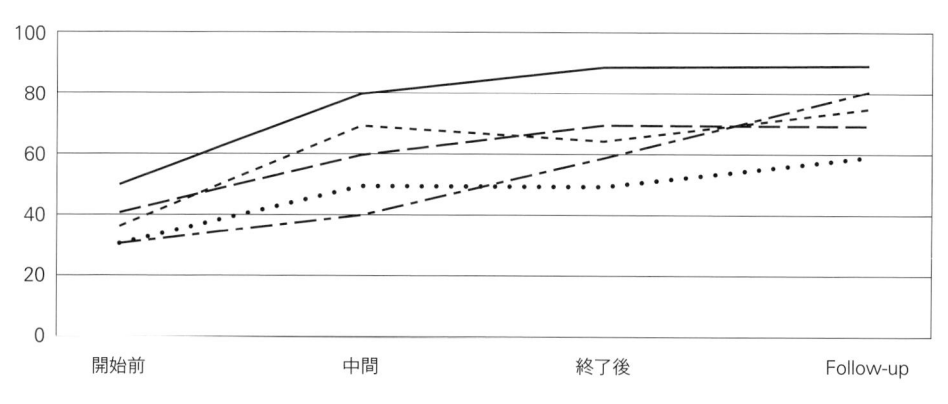

問題解決に対する各参加者の自己効力感の変化

COLUMN

1セッション1時間計12セッションで行われました。参加者はデイケアメンバー男性3名・女性2名(統合失調症3名・発達障害2名)でした。

　では，結果です。今回のセッションによって，問題解決に対する自己効力感，SSS得点いずれも上昇しました。また，セッション前後のそれぞれの変数について，Friedman検定を行った結果，共に有意でした($p < 0.05$)。このことから，本グループによって，参加者の問題解決の自己効力感は上昇したことがわかりました。このことは，今後参加者が問題解決のスキルを日常生活の中で行う可能性が高くなったことを示しています。また，SSSの得点の上昇からは，本グループによって参加者のソーシャルスキルが向上したこともわかりました。

　さらに，SSSを項目別に検討すると，得点が上昇していた項目と，得点が上昇してなかった項目があることがわかりました。得点が上昇していた項目は，問題解決技能の項目(「何が問題かをはっきりさせる」「解決策を考える」など)と，受信技能の項目(「話しかけられた時に相手の方を見る」「その場にあった表情で聞く」など)，そして送信技能の一部(「その場にあった声の調子」「その場にあった表情」)でした。一方で得点が変化しなかった項目は，問題解決技能以外の処理技能の項目(「話題によって話す相手を選ぶ」，GoサインNo Goサインに注意を払うなど)と送信技能の項目(「相手をほめる」「質問する」「謝る」「うれしい気持ちの理由を言う」など)でした。

　このことから，問題解決技能への介入を行うことによって獲得されるのは処理技能だけではなく，受信技能も獲得されることが推測されました。また処理技能と関連の強い送信技能も向上することが推測されました。これは，問題解決技能の"何が問題なのかをはっきりさせる"といった「問題の明確化」のステップでは，受信技能が十分に正しく発揮される必要があることから，グループでは自然と受信技能への介入が起こり，参加者は受信技能の獲得をしたものと考察されました。

　以上のことから，「問題解決技能の獲得」を目的としたSSTを行うことによって，問題解決技能が獲得されるとともに，自己効力感は上昇し，さらには受信技能も向上されると示唆されました。

　最後に，このグループの参加者の感想をご紹介しましょう。

　周囲の反応を被害的に受け止める統合失調症のAさんは「何が問題かをハッキリさせる時に，客観的な情報を収集するスキルを身につけたおかげで，相手ではなく，自分の受け止め方が問題なのだと気がつけ

COLUMN

　た」と感想を述べていました。
　イライラすると暴言を吐き大声を出してしまう発達障害のBさんは「問題解決できなかったのは，立ち止まって考えられないから。それさえできれば，あとは自分で問題解決ができることがわかって自信になった」と話しました
　うつ気分の波があるCさんは「落ち込み始めた時に，シートを書いたら，落ち込むことが問題なのではなく，それで出かけられなくなることの方が気になっていると気づけたので，自分で対処がしやすくなった」と話しました。
　また，自分の問題に向き合おうとすると気持ちがモヤモヤして向き合えなくなるというDさんは「かなり苦しいが，シートを書きながらであれば，自分のペースで問題と直面化できそうな気がする」と感想を述べていました。
　各々が自分の抱える問題への解決に，このグループを有効に活用していただけたようです。

# 5.
# 般化を促す宿題設定

佐藤　幸江

## はじめに

本章のテーマは「般化を促す宿題設定」です。これまでの解説でSSTそのものへの理解を深めてこられたことでしょう。この章では，社会的学習理論の5つの原理のうち，SSTの最終目標とされる「般化」について見ていくとともに，基本訓練の技法における宿題設定を般化により効果的に結び付けていくにはどのような点に留意すればよいか，またどんな工夫ができるのか，みなさんと一緒に考えていきたいと思います。

---

### 「社会的学習理論」の5つの原理

| | |
|---|---|
| モデリング | modeling |
| 強化 | reinforcement |
| 行動形成 | shaping |
| 過剰学習 | overlearning |
| **般化** | **generalization** |

# Ⅰ 「般化」について……ちょっと復習しましょう

　社会的学習理論における「般化」とはどのようなことか，ここであらためて復習しておきましょう。

---

## 般化　generalization

　ある場面で獲得された技能を，それ以外の場面でも使えるようになること
　　▶SSTが有効かどうか最終的に証明するもの
＊般化のために……
①自分の生活環境の中で練習できるよう宿題を設定し，次のセッションで宿題が実行できたか振り返る（必要ならスキルの応用・その後の対処まで指導する）
②学習目標となる技能を日常生活の場面で使うよう促す

---

　「般化」とは，A. S. ベラックらによると<u>「ある場面で獲得された技能を，それ以外の場面でも使えるようになること」</u>と定義されています。獲得された技能が各参加者の実際の生活場面に生かされることがなんといっても大切です。つまり「身の回りで自然に起こる対人場面でその技能を使えるようになる」ことが重要です。そしてこのことが，SSTの最終目標でもあり，SSTのセッションが有効だったかどうかの証明にもなるのです。

　たとえば，車の運転を考えてみましょう。教習所で初めて車の運転を習い，徐々に運転の技能を獲得していくわけですが，晴れて試験に合格し，自分の車を

持ったときに教習所で乗っていた車と種類が違うから運転できない……ということでは，とても運転の技能が「般化」したとは言えませんね。教習所で何度も運転の技術を学び，自分の車でも最初は多少ぎくしゃくしたとしても何度か運転しているうちにスムースに運転できるようになり，さらにはレンタカーを借りても問題なく運転できるとか，友達の車でも運転できる……となっていけば，運転の技能は「般化」したと言えるでしょう。ソーシャルスキルにおいても同様です。セッション内で学んだ技能が，同じ場面，同じ相手にしか使えないということでは，その技能は実際的なものにはなりえません。場面や相手が変わっても，また状況が多少違ってもうまく応用していけるようになることが「般化」です。

　技能の般化のためにSSTの中では，以下の2つの方法を用います。

　1つは宿題の設定です。SSTでは技能の獲得のためのトレーニングをするわけですが，セッションとセッションの間に参加者は，自分の実際の生活の中で練習するための「宿題」を持ち帰ります。リーダーは各メンバーが実行できるような宿題を設定するようサポートしなくてはなりません。また，次のセッションでは宿題ができたかどうか確認し，宿題がうまくいったのであればどういった点がよかったのかをメンバーと話し合う必要がありますし，うまくいかなかったときには，何が問題だったのかをメンバーと一緒に検討すべきです。それによって次のセッションの練習内容も考慮していかなくてはなりません。

　もう1つの重要な方法は，セッション内で練習した技能を日常生活場面で使うような促しを行うことです。これはリーダーが行う場合もあるでしょうし，参加者の生活場面に近い関係者（例：デイケアスタッフ，病棟や外来のスタッフ，地域の援助者，家族など）が行う場合もあるでしょう。関係者に促しをしてもらうためには，SST実施スタッフとの日頃の連携が前提となります。練習した技能を用いる場面がわかっていれば，事前に関係者に連絡をとって促しを依頼することもできますし，普段からの連携ができていて関係性が構築されているのであれば，関係者の方にもSSTに対する理解を持ってもらえますから，偶然起こった場面に居合わせたときに，すぐに参加者に技能を使うようさりげなく促してもらうこともできるでしょう。参加者の関係者や周囲の人たちにSSTについての理解を

深めておいてもらうことは，こういった促しのために役立つばかりではなく，参加者が技能を実行した際に適切な強化を確実に受けられることにもつながっていきます。このような環境への働きかけもリーダーの重要な役割となります。

## Ⅱ 般化と宿題設定
### 1.「宿題は般化ではない」ことを肝に銘じておこう！

SSTセッションのデモンストレーションを見せていただく機会などに，「この参加者は宿題を実行してきたので般化ができました」といったような解説がされることがしばしばあります。しかし，<u>宿題はあくまで「般化のための練習の1つ」です。「般化」を促すための非常に重要な要素の1つではあるけれども，「般化」そのものではない</u>のです。先に述べたように「般化」とは場面や相手が変わっても応用できる，あるいは自然にその技能を発揮できるというレベルに達することですから，宿題である1つの場面で技能を使えたからといって，それが即「般化」と言えないのはご理解いただけると思います。この点をしっかりと頭においた上で，私たちリーダーは宿題設定をしていくべきだと考えます。

---

### 宿題は般化じゃない，練習だ！

- 宿題はあくまで「般化のための練習」

- 般化を促すきわめて重要な要因の1つではあるが，般化そのものではない！

## 2. セッションの頻度と学習効果について
―― 週1回という頻度は絶対的に少ない!!

　宿題設定を考えていく際に，切っても切り離せないのがセッションの頻度です。セッション頻度について普段あまり意識することはないかもしれませんが，日本で実施されるセッションの頻度は，通常週1回程度だろうと思います。施設によっては2週間に1回だったり，月1回ということもあるでしょう。私自身も，週1回のセッション以外に，2週～3週間に1回程度のセッションも実施したことがありますし，保健センターなどでは月1回であるとか，年間5回といった枠組みだったこともありました。それはその施設におけるマンパワーの問題であったり，予算の都合であったり，いろいろな事情があってのことですから，ある種しかたのないことでもあります。

　ただ，R. P. リバーマンやベラックたちが実施していたそもそものSSTのセッション頻度は，週2回から4回，あるいは毎日（時には午前・午後の1日2回と

---

### セッションの頻度と学習効果

　そもそもSSTにおけるスタンダードは……
- 週2～4回，あるいは毎日（時に午前・午後）などといった頻度で実施される
- 週1回は「最低限」の頻度

> 日本でのスタンダードである週1回（あるいはそれ以下）は，学習効果を考えた場合，とてつもないハンディである!!　と私たちが自覚する必要あり
> 　（＝普通に実施していたのでは学習が消去されてしまう！）

いう場合もあります）といったきわめて高い頻度がスタンダードとされています。日本のスタンダードである週１回という頻度は「最低限の頻度」とさえ言われているのです。

　つまり，私たちが通常実施しているセッション頻度は，非常に低いものであることに気づかされます。そしてそのことは，参加者の学習効果を考えてみた場合，とてつもないハンディであることを私たちはしっかりと自覚する必要があります。なぜなら，あるセッション内にロールプレイで数回練習した技能を宿題として持ち帰り，次のセッションまでの１週間（あるいは２週間かそれ以上）の間に，宿題として１回しかその技能を練習しなかったとしたら……。その技能はおそらくその人のレパートリーとして定着することなしに，<u>せっかく学習した技能は消去されてしまう可能性が高い</u>と言えるからです。

## 3. セッション頻度の重要性

　セッション頻度の重要性について，リバーマンやベラックらが述べていることを見ていきましょう。

　リバーマンは，以下のように言っています。

> 「セッション頻度は**毎日から少なくとも週１回にすべき**です。反復学習（overlearning）はこの技法の目標でもあり，また練習でもあります」（165 ページ〔リバーマン，1992〕）
> 「実際，練習を頻回に行うことが障害の重い患者には必要です。**セッションの間隔をより近づけることで，関連した生活技能のより迅速な取得や「般化」が促進されます**（下線は筆者）。はじめてうまくできたところからさらに繰り返し練習することによって，その技能の持続性が増し，新しい状況でも使えるようになるので，技能を何度も学びすぎるほど学ぶこと（overlearning）は有益なことです」（94 ページ〔リバーマン，1992〕）

　いかがでしょうか……？「<u>少なくとも週１回にすべき</u>」という部分にドキッ！とされる方もいらっしゃることでしょう。週１回でも大変なのにこれ以上時間をとるなんて無理！スタッフをそろえることも難しいに決まっている，何よりも参加者にとって負担が大きくなってしまうのではないか……そんな心配をされる方が多いのではないでしょうか。そういったお気持ちはとてもよく理解できます。私

自身も最初このことを知ったときには，驚き，衝撃すら感じたものでした。ですが，もう少し見ていきましょう。

ベラックたちもこんなふうに述べているのです。

> 「SSTを1週間に何回実施するか決めるとき，リーダーはもう一度，以下の質問を自問自答してみることが大事です。SSTグループのねらいは何か？期間限定か常設型か？参加者の障害の程度は？一般に，期間限定のSSTでは1週間に2～3回実施するようにしましょう。この頻度ならば，学んでいる技能を練習する機会が十分あるでしょう。技能練習に時間を費やせば費やすほど，いくつかの技能を取り入れてSST外でも使ってみる可能性が，それだけ大きくなります。常設型のSSTの場合も，1週間に多数の訓練セッションを実施できるかもしれません。技能維持を目的にした「追加」セッションに毎週参加する場合もあるでしょう」（129ページ〔ベラック他，2005〕）

見ていただければおわかりになるように，リバーマンもベラックも同じことを言っています。大事なことはそのグループに適した頻度を検討すること（すなわちグループをアセスメントすること）もリーダーの重要な役割の1つである，という点です。そして，セッションの頻度を増やすことがなぜ大事かというと，技能の学習の機会を増やすことが重要だからである，と2人は述べているのです。ここでキーワードとなるのは「過剰学習（overlearning）」です。

過剰学習とは，社会的学習理論の5つの原理の1つで「ある技能を自動的にできるまで繰り返し練習すること」をさします。"自動的に"と言うと，なんだか機械的な感じがするなど，ネガティブなイメージを抱かれる方もいらっしゃるかもしれません。ですが，"自動的に"という言葉を"自然に"とか"意識することなく"などと置き換えてみてください。どうでしょうか？それなら，「ああ，なるほど」と納得されるのではないでしょうか。

過剰学習とは，いわば「反復練習」のことです。まずは技能を獲得するために練習するわけですが，習いたての技能は使うときにはまだどことなくぎくしゃくしたり，自分のものではないような違和感があったりするものです。ロールプレイで練習したあとの参加者の感想が時に「なんだか不自然な感じ」とか「わざとらしい感じがしてしまう」など，少々否定的な内容である場合，背景にはそう

> # 過剰学習　overlearning
>
> 　ある技能を自動的にできるまで繰り返し練習すること
> （＝反復学習）
> ☆SSTでは：
> 　課題となる技能をロールプレイや宿題で繰り返し練習する
>
> | そのスキルを実行できるチャンスをたくさん与え，適切な状況でその技能を自然に使えるようになることが目標となる |

いった違和感があることが多いのです。前に例として出した車の運転もそうではないでしょうか。運転を習いたてのうちは，クラッチを踏んで，ゆっくりとアクセルを踏み込み，ハンドルはこの角度へ……などと，一つ一つの動作を考えながら運転しているので，非常に気をつかいますし，全体の動きとしてもスムースというわけにはいかないでしょう。免許をとりたての時期も，運転の技能は身に付いていたとしてもどことなくぎくしゃくしたりするものです。けれども，免許を取ったあとも車を運転する機会がたくさんあり（たとえば，通勤で毎日運転する機会がある，など），一定の頻度で何度も何度も運転を繰り返していれば，そのうち動作の一つ一つを意識することはなくなっていくでしょうし，何も考えなくても自然に体が動く，といった具合になっていくはずです。そういったレベルに到達するまで繰り返すことが「過剰学習」です。

　ソーシャルスキルも同様です。ある技能が必要な場面に遭遇したら，意識せずにスッと適切な技能が発揮できるようになる，その水準まで練習することが「過

剰学習」であり，そのためにはセッションの頻度は一定以上であることが効果的だというわけです。


## Ⅲ　宿題設定：工夫の心得
### 1．頻度の少なさを補う答えとは……？宿題設定の工夫に尽きる！

そうはいっても，マンパワーや予算の都合などさまざまな問題は，リーダーの努力ですぐにどうにか解決できることではありません。もちろん，セッションを増やすことができれば一番いいのかもしれませんが，そうはいかないさまざまな事情があります。

それでは，週1回かそれ以下の頻度のセッション構造であっても，学習された技能が定着し，「般化」までレベルアップしていくためにはどうしたらよいのでしょうか……？その答えは，宿題設定の工夫に尽きる！と私は考えます。ここからは，宿題設定の工夫について具体的にお話ししていきましょう。

#### 1）学習すべきは「場面」ではなく「技能」である!!

セッション内で練習できる「場面」の数は当然限られています。通常は，ドライランで1つの場面を練習の素材として取り上げ，それに対して正のフィードバックや修正のフィードバックを行いながらブラッシュアップしていくか，あるいはうまくできた場合には，相手や場面の設定を変えて追加のロールプレイを組み立てる，といったところでしょう。そこで取り上げられた1つ，あるいは2つ程度の場面だけをそのまま宿題設定したとするとどういったことが起こるでしょうか……？

ある場面だけを宿題として持ち帰ったとすると，その場面と同じ場面が起こらなかった場合，宿題は実行されないリスクが非常に高まります。もしその場面が起こったとしても，そのとき実行しておしまい，となってしまいます。そうすると，次のセッションまでの期間（1週間，2週間，あるいはそれ以上のあいだ！）参加者は一切「練習をしない」，あるいは「1回しか練習をしない」ということになります。その結果，せっかく前のセッションでロールプレイを使って練習し

た技能はその人の身につくことなく，学習は消去されてしまう……という残念なことになりかねません。

　そうならないような工夫をするにあたって，私たち自身の考えを若干切り替える必要があります。それは，練習や宿題で焦点づけされるものが「場面」ではなくて「技能」であるという点です。私たちは，どうしても練習する素材である「場面」に注目しがちですが，そこで用いられる「技能」が実は重要で，その「技能」が参加者の長期目標に役立つからこそ，練習として取り上げているのだ，という意識を明確に持っておくことが大切です。

　Aさんの例で見ていきましょう。

　Aさんは，統合失調症の20代男性で，デイケアに参加中でしたが，ゆくゆくは作業所などを経てアルバイトをして自立したいという生活目標を持ち，そのためにまずは「デイケアの中で友人を増やすこと」を長期目標としていました。デイケアでの対人関係をスムースに構築できれば，その後通所するであろう作業所でもうまくやれるでしょうし，そのことがアルバイトをめざす上でもAさんの自信になるからです。Aさん自身も，作業所の作業内容やアルバイトをすること自体よりも，そこで新しい対人関係を築くことや，仲間や先輩といった人たちとうまくやっていけるかどうかに不安を抱いていたのです。デイケアに参加するようになってからは，まだそれほど経っていないこともあり，まだ親しい友人はいない状態です。そのために今クールのSSTで獲得すべき技能は，基本的な会話の技能や，肯定的な気持ちを伝えたり，ちょっとした自己主張をしたりするための技能であろうとリーダーはアセスメントし，そのことについてAさんとのあいだで共有していました。Aさんが参加しているSSTグループは，週1回のセッションでした。

　そんなある日のセッションで取り上げられた場面は，「デイケア終了後に仲良くしたいと思っているメンバーをお茶に誘う」といったものでした。Aさんはロールプレイを行い，「もし時間が大丈夫なら，このあと一緒にお茶をしに行きませんか？」という言い方がとても丁寧でよいこと，声の調子も落ち着いていることなどがよい点としてフィードバックされました。追加のロールプレイでは，

リーダーから「このあと一緒にお茶をしに行きませんか？」と言ったあとに，「そうしてもらえるととてもうれしいんだけど」と，一言肯定的な気持ちを加えてみることが提案され，Aさんも合意をしたので，その点を取り入れて練習を行いました。こうしてAさんは何回かロールプレイを行ううちに，「これならうまくやれそう」と自信を持つことができ，いよいよ宿題設定となりました。

**〜さあ，あなたがリーダーならAさんの宿題をどのように設定しますか？〜**

　もちろん，絶対の正解があるわけではありませんが，以下に1つの考え方をお示ししましょう。
　まず，せっかく練習をしたのですから練習した場面はそのまま宿題として設定するのは当然のことです。その場合，工夫する点としては，なるべく具体的にイメージできるように宿題を設定するということです。Aさんの練習であれば，お茶に誘うのはいつがよいか？誰を誘うか？その人はデイケアにどのぐらいの頻度で来ているのか？次のセッションまでのあいだに実際に会って伝える機会はあるか？……といったところも具体化しておくことによって，実行可能性をより高めることができるでしょう。また，お茶に誘う相手を変えてみることもこの技能を実行するチャンスを高める手がかりとなります。相手を変える場合も，その人と次のセッションまでに会う可能性についてきちんと確認しておくとよいでしょう。
　そして次に考えることは，少し場面から離れて「ここで用いられている技能は何か？」についてです。ここでは，「友人と何かを一緒にしようと誘う」という技能が用いられていますが，もう少し広い視点で見ると，そこに必要とされている技能は「頼みごとをする」という技能です。そうすると宿題を設定できる場面は，グンと幅が広がります。「誘う」という技能だけで考えたとしても，たとえば「他のメンバーに同じプログラムに一緒に出ようと誘う」というように場面を変えることもできます。Aさんがロールプレイで練習したように，誘ったあとに「そうしてもらえるとうれしい」など，肯定的な気持ちを伝えるというやり方はここでも応用することができます。（例：「午後のスポーツのプログラム，一緒に

行ってもらえませんか？そうするとうれしいんだけど」など）さらにそれを「頼みごとをする」技能として広くとらえた場合，汎用性が一気に高まります。たとえば，デイケアのスタッフに相談にのってほしいことがあるときに，「○○さん，ちょっと相談にのってほしいことがあって……そうしてもらえると安心なんですが」などと伝えることもできるでしょうし，自宅でお母さんに「明日は診察もあって早めに家を出たいから，6時半に起こしてもらえると助かるんだけどな」というふうにも応用することができます。

リーダーは，事前のアセスメント面接においてAさんの生活状況もだいたい把握しているわけですから，実際の生活の中でどのような場面がありそうか，という予測もできるはずです。そこでAさんへの宿題設定として，たとえば次のように伝えます。

　　「Aさん，ぜひ今日練習したように，デイケアの中で誰かを何かに誘うというのを，場面を見つけて実際にやってきてほしいのです。今日練習したお茶に誘う，というのも，Bさんだけでなく，別の日にはCさんにも伝えてみてもよいでしょう。それから，今日練習した「誘う」というやり方を応用すると，「頼みごとをする」こともうまくできるということを覚えておいてほしいんです。今日やった練習を生かしてみるためにも，また，これからのAさんの目標のためにも，ぜひ機会を見つけて試してみてもらえるといいと思います。Aさんが次回のセッションまでに，誰かに何かを頼む，といった場面はありそうですか？……たとえば，スタッフに相談にのってほしいとか，お母さんに翌朝何時までに起こしてほしいとか，そういった場面はとてもいいですね。そういったときも，「～をしてほしい」と頼んだあとに，「そうしてもらえると安心する」とか「助かる」といった気持ちを一言添えてみましょう，今日練習したようにね。こういった技能の練習を積み重ねることがAさんの今後の目標に必ず役立ちますよ。……実行する機会はこの1週間の間にいくつかありそうですか？……では機会を見つけて，たくさん練習してきてください。やればやるほど必ず上手になりますからね，それでは来週の報告を楽しみにしています！」

2）参加者の目標と宿題をつなげること！

さきほどのAさんへの宿題の出し方について，「こんなに宿題を出されたら参加者が大変なのでは？」とか「かえってプレッシャーに感じてしまうのでは？」

などと思われる方もいらっしゃるかもしれません。もちろん，宿題設定についても参加者のその時の状態や能力などに応じて無理のない形で組み立てることを忘れてはいけませんし，設定した宿題の内容について，参加者が「少し頑張ればできそう」という手ごたえを感じているかどうかも確認しなくてはなりません。それらをふまえて宿題設定をしていくことが前提であるのは当然です。

　一方でもう1つ大切なことは，宿題の内容がその場限りの「困っていることの解決」のみにならないように，参加者それぞれの目標に対してどのように役立つかきちんと伝える，いわば，「目標と宿題をつなげること」です。先ほどのAさんの例であれば，「誰かと一緒に何かをしようと誘って仲よくなることで，デイケアや作業所，ゆくゆくアルバイト先での人間関係もよいものにしていけるでしょう。それに，頼みごとが上手になれば，どの場面でもAさんがまわりの人のサポートをうまく得てストレス対処をしやすくなることにもつながりますね……」などと伝えることができるでしょう。宿題として繰り返し場面を変えて練習することが，これから先の目標に役立つ「技能」としてどのようにつながっているかの見通しがつけば，少々大変でも頑張ってみよう！と参加者の動機付けを高めることにもなるのではないでしょうか？こういったことは，私たち自身のこととして考えてみても同じだと思います。今は少し大変だけれど，自分の目標達成のためのステップになることなら頑張ってみようと思えますよね。そして，そうやって乗り越えることができたときの達成感は，次も頑張ろう！というエネルギーにもなるものです。目標は参加者にとっても，リーダーにとっても，立ち戻って現在の立ち位置を確認する大切なものなのです。

**3）「宿題は練習である」ことをリーダー自身が意識する！**

　繰り返しになりますが，宿題はあくまでも「セッションとセッションをつなぐ練習」であって，般化そのものではありません。ここのところの意識があるだけでも，宿題の重要性に対する認識がずいぶん違ってくるでしょうし，宿題を実行することが参加者の目標達成に近づくことである，と参加者に対しても自信をもって伝えることができるようになるでしょう。

　次のセッションまでの間に，いかに多く獲得しようとしている「技能」を実行

## 宿題設定：工夫の心得①

- その日のセッションで練習したものだけを実施してくる，ということでは般化は促進されないことを肝に銘じる
- 参加者の目標を達成するための練習・宿題であることを念頭に置く
- 宿題はセッションとセッションをつなぐ「練習」であることを意識する

## 宿題設定：工夫の心得②

- その日のセッションで練習した「場面」を宿題とするのではなく，「そこで用いられている"技能"をなるべく数多くの場面で実施すること」が宿題となる
- 相手を変えても，場面を変えても，その"技能"が必要な場面を見きわめ，普遍的に用いることができるような宿題設定が必要

する機会を増やすことができるか……？そういった視点で宿題を設定できれば，きっとより効果的な宿題設定が可能になります。そしてそういった宿題の設定のしかたは，リーダーであるあなたのためのものではなく，参加者自身の希望や願いをかなえるための一助となることを決して忘れないようにしましょう！

## Ⅳ　リバーマンやベラックの宿題設定のしかた

ここでは，リバーマンやベラックたちがどのような宿題設定のしかたをしているか見ていくことにしましょう。

### 1．リバーマンの宿題設定の例

①対人不安の強い男性患者に対して……
- 3人の患者に自己紹介する
- 患者ミーティングで，週末にどんなことをしたか5分間スピーチする

この宿題にはどんな意義があるのか，考えてみましょう。

まず1つめの「3人の患者に自己紹介する」という宿題は，「自己紹介をする」（おそらく会話を始める技能の一部だと思われます）という技能を複数回実施するために，「3人の患者」を相手に実行するよう設定されているのでしょう。ここで思い出していただきたいことは，このセッションはおそらく週1回（あるいはそれ以下）ではなく，週に2～4回という高頻度である可能性が高い，ということです。明日か明後日にはまたセッションがあるという構造の中で，3人に同じ技能を使う宿題が出ている，という点に注目する必要があるでしょう。「自己紹介をする」という行動は非常にシンプルな技能であるために，集中的に複数回実行する設定としたと考えられますし，自己紹介をする必要が生じる生活場面が背景にあるとアセスメントされていることが前提にあるでしょう。

2つめの「患者ミーティングで，週末にどんなことをしたか5分間スピーチする」という宿題は，少々視点の異なる内容です。想像するに，次のSSTセッ

ションまでのあいだに週末をはさみ、週明けの患者ミーティングでのスピーチ、という設定でしょう。ここでのポイントは「5分間」という設定のしかただと考えられます。この人は「対人不安が強い」ということですから、人前でのスピーチという場面を回避せず、技能を発揮する時間を一定程度維持させることそのものが宿題とされたのでしょう。読者の方の中には「え？そんなことをして、この人には負担が大きすぎるんじゃないの？」と心配される方もいらっしゃるかもしれません。ですが当然のことながら、こういう宿題設定が可能になるようにこれまでの練習が積み重ねられているのでしょうし、不安がなるべく軽減できるような他の行動療法的技法（例：呼吸法や筋弛緩法などのリラクセーション技法など）も組み合わせて指導されているのではないかと考えられます。SSTだけですべての問題を解決するのは当然無理なことですし、各参加者に合った技法を適切に用い、その上で実行可能な宿題が設定されることが重要です。

②慢性・重症の強迫性障害の男性患者に対して……
- グループホームで2人のメンバーに自己紹介し、自分自身についての情報を3点述べる
- その後、2人から自己開示が同程度の情報を3点きく

　この宿題は非常に具体的に設定されていることが特徴的です。「自分自身についての情報を**3点**述べる」とか「自己開示が同程度の情報を**3点**きく」といった具合です。これはおそらくこの人が重症の強迫性障害であることに関連しているものと思われます。強迫的な人というのは、いろいろとああでもない、こうでもない、といった考えにとらわれてしまって行動を起こせなくなる……ということがよくあります。この人の場合もきっとそうなのでしょう。ですから、リーダーは何をどのように話すかをここまで明確に教示したのだと思われます。また、ここでも「2人のメンバーに」と、異なる相手に宿題を実行してくるよう設定されています。ここで用いられる技能は一般的な会話技能であり、そういった技能は場数を踏むことが非常に重要ですから（ある意味、100本ノックのようなものです）、複数の相手にそれぞれ実行してくることで、会話の流れを学習しやすくな

ります。「2人」とは言っていますが，さきほどのケースと同様，セッションの頻度は週1回よりも多いことに留意しておきましょう。

> ③陰性症状の強い統合失調症の女性患者に対して……
> ・家庭で家族をたずねてきた客と話をする
> ・大家に何か頼む

1つめの設定しかたはなかなかユニークです。この人本人をたずねてきた人ではなく，「家族をたずねてきた客」が相手に設定されています。なぜなのかを考えてみると，この人が「陰性症状が強い」ということがポイントのようです。陰性症状の強い人の場合，自分から対人関係を広く持つということはなかなか難しくなることが多いと思われますから，この人の場合も，おそらくこの人自身をたずねて自宅まで来る人は少ないのかもしれません。日常的によく起こる場面を選択しなければ，当然宿題を実行する機会も減ってしまいます。そこで，家族をた

## 宿題設定の例（リバーマン）①

**対人不安の強い男性患者**
- 3人の患者に自己紹介をする
- 患者ミーティングで，週末にどんなことをしたか**5分間**スピーチする

**慢性・重症の強迫性障害の男性患者**
- グループホームで**2人**のメンバーに**自己紹介**し，自分自身についての**情報を3点**述べる
  その後，2人から自己開示が同程度の**情報を3点**きく

ずねてくる客は比較的いるだろうということであれば，そういう人を相手として設定することで，「基本的な会話技能（挨拶＋α）」が学習しやすくなるでしょう。また，万一この人本人がうまく話すことができなかったとしても，周囲にいる家族がその場をうまくとりなしてくれるでしょうし，あるいはこの人が話しやすいような話題を振ってくれるかもしれません。相手がお客さんであるという点も実は重要です。お客さんという立場も加わることで，この人が宿題を実行して話をしたときに，礼儀正しく親切に応じてくれる可能性が非常に高いからです。宿題を実行したときに生じる相手の反応を予測しておくこともリーダーの大切な役割です。実際の生活の中で技能を用いた際に生じる相手の反応は，きわめて強力な強化子になるからです。この人がたとえおそるおそる話したとしても，相手が笑顔で優しく応じてくれたなら会話はさらに続くかもしれませんし，宿題を実行した本人にとっても大きな自信につながることでしょう。そういったことの積み重ねによって，次にはもう少し見知らぬ人とも会話をするといった少々難しいことにも挑戦しやすくなるのです。

　2つめは，この人にとってより主体的な技能が必要とされる設定となっています。相手に何かを頼むというのは，自己主張の基本的技能です。相手が大家さんということになっていますので，頼む内容はおそらく何かちょっとした用件（例：廊下の照明が暗いので電球を交換してほしい，など）になるでしょう。ソーシャルスキルは，相手の人との親しい関係を築いていくような「親和的技能」と，事務的な用件・用事をスムーズに行うための「道具的技能」に大きく分けられます。大家さんとのやりとりは，どちらかというと「道具的技能」の比重が大きいものといえるでしょう。そういったことを伝える方が，情緒的な負荷がかかりにくいものですし，生活上必要な技能でもありますので，この人にはこのような宿題が設定されたのだろうと考えられます。

④重症で慢性の統合失調症の男性患者
・毎日，夕食の準備を手伝うと家族に申し出る
・家族で行うバーベキューの準備について少なくとも2分間話す

## 宿題設定の例（リバーマン）②

**陰性症状の強い統合失調症の女性患者**
- 家庭で**家族をたずねてきた客と話をする**
- 大家に何か頼む

**重症で慢性の統合失調症の男性患者**
- **毎日**，夕食の準備を手伝うと家族に申し出る
- 家族で行うバーベキューについて**手伝えるかをたずね**，バーベキューの準備について少なくとも**2分間話す**

　1つめの宿題から見ていきましょう。「毎日」と設定されているところに注目してください。家族との会話のきっかけとして「夕食の準備」という場面が取り上げられていますが，夕食は当然毎日あるわけですし，この人にとって実行しやすい環境として提示されているわけです。また，この人自身が技能として家族と会話をすることを身に付けると同時に，夕食の準備を手伝うことを申し出ることで，家族内での役割を持ち，自分自身が役に立つ存在であると感じる機会を設けることによって，この人の自己効力感を高めようという治療者側のねらいも感じられます。

　2つめは，1つめの宿題の応用編のような感じでしょうか。バーベキューというイベントを会話の機会ととらえて宿題設定しています。このケースの場合は，おそらく治療者とご家族との連携がしっかりととれているものと思われます。この人の宿題報告の用紙には，お姉さんから，バーベキューのときにこの人が手伝うことになっているポテトサラダ作りについて数分間会話をしたことが記録され

ていたということですから，そのことからも連携が密であることがうかがわれます。こういった環境への働きかけもリーダーにとって重要な役割です。

## 2. ベラックの宿題設定のしかた

ベラックらは，宿題設定について以下のように述べています。

> 「宿題の重要性は，いくら強調してもしすぎることはありません。……技能が般化し実生活で使えるようなることこそが SST の成否で決定的に重要なのです。ですから，毎回の SST セッションの終わりに，課題技能を練習するための宿題を設定します。また，宿題を達成する際の困難があれば，ただちに対処します」（102 ページ〔ベラック他，2005〕）

ここでも宿題の重要性が繰り返し述べられています。そしてベラックらは，この宿題の重要性を参加者にも理解してもらえるようなリーダーの働きかけの大切さについても説明しています。宿題を設定することも行動療法の技法の1つですから，リーダーはその意義について参加者にきちんと説明できることが必要です。

また，設定された宿題がなるべく達成できるように，宿題は「明確で，できるだけ具体的その人の能力でできることを設定するのが重要」としており，「できれば，個人ごとに宿題を設定する……たとえば，自分がその技能を練習できるような具体的な場面は何かを個々人に質問してリーダーが決める」といった方法もあげています。ベラックの方式によるセッションでは，グループ全体に共通して必要とされる技能が提示され，それを用いて各自の練習が組み立てられるという特徴がありますから，基本的にはグループ全体に「この技能を使える場面を見つけてなるべくたくさん練習してきてください」といった教示がなされますが，そのような教示のほかに可能な限り，個別の具体的場面についてもあわせて設定する方が宿題の実行可能性を高めますし，それによって参加者が技能を練習するチャンスも増えるといえるでしょう。

## 宿題設定について（ベラック）①

> みんなで同じ技能を練習しているときでも，一人一人の能力と目標に合わせて，それぞれ異なった宿題を設定する
> （個々の宿題設定の内容と難易度はさまざま）

- 能力の低い人には，すでによく知っているなじみの人間関係の中で宿題を始めてもらう方が望ましい
- 比較的単純な宿題を達成する能力があるなら，それほど慣れていない状況で見知らぬ人々の中で行うなど，もっと複雑にしてよい

## 宿題設定について（ベラック）②

グループ全体への教示例：

「次回お会いするまでに宿題をしてもらいたいのです。宿題は，**最低1つ場面を見つけて"不愉快な気持ちを伝える技能"をやってみること**です。SSTは，ここで練習した技能を自分自身にとっての実際の場面で試してみて，初めて効果が上がることを覚えておいてくださいね」

＊ただし，「最低1つ」というのは頻度の高いセッションであることに注意！

> ## 宿題設定について（ベラック）③
>
> さらに個別化したものも……：
> 「少し、"不愉快な気持ちを伝える技能"を使う場面について話し合いましょう。ボブ、**この2、3日のうちにこの技能を使えそうな状況が起こるとしたら何でしょう？**……まわりに時々あなたが口論したり、繰り返し起こるようなトラブルはないかしら？」
> 「ファニタ、あなたはどうですか？**この2、3日に起こりそうなことで、不愉快な気持ちを伝えられそうな場面**は何ですか？」
>
> ＊全体への教示と個別の内容とを組み合わせるのが重要！

## おわりに

「般化を促す宿題設定」というテーマに沿って、そもそも「般化」とはどのようなことか？についてふり返り、般化のための技法として、「宿題」を効果的に設定する工夫について述べました。宿題はあくまでも「練習」であって、「般化」そのものではない！ということはしつこくお伝えしてきましたが、最後にもう一度念押ししたいところです。

そして「般化」を促す重要な要因である、セッション頻度についても詳しく述べてきました。もともとのSSTのあるべき姿を再度確認してみられるきっかけの1つになれば、と思います。また、たとえセッション頻度が少ない場合であっても、宿題設定のしかたをさまざまに工夫することによって学習効果を上げることができるといったことについても、事例とともに見てきました。リバーマンやベラックの宿題設定の例も私たちにとってすばらしい道しるべになることでしょう。

……いかがでしょうか？「般化」はSSTの最終的な効果を証明するとても大切

なものです。そのための工夫を私たちリーダーが行うことは，参加しているメンバーのためになるのはもちろんですが，私たちがセッションを効果的だと感じて頑張るためのパワーにもなります。この章を読まれたことで，「明日からのセッションで早速取り入れてみよう！」と思われたことがおありだと思います。それをぜひ実行してみてください。変化は目の前の一歩から始まるのです。これがみなさんへの宿題です。さあ，やってみましょう！

文　献

A. S. ベラック & M. ハーセン編　山上敏子監訳（1987）行動療法事典．岩崎学術出版社．
A. S. ベラック他著　熊谷直樹，天笠崇，岩田和彦監訳（2005）改訂新版　わかりやすいSSTステップガイド――統合失調症をもつ人の援助に生かす　上巻・下巻．星和書店．
S. ヘンウッド他著　橋本敦生監訳　浅田仁子訳（2008）医療・看護・ケアスタッフのための実践NLPセルフ・コーチング．春秋社．
池淵恵美，安西信雄翻訳・編集（1991）生活技能訓練演習――エクマン博士のワークショップ記録．日本精神衛生会．
R. P. リバーマン他著　池淵恵美監修（1992）精神障害者の生活技能訓練ガイドブック．医学書院．
佐藤幸江著　熊谷直樹，天笠崇，加瀬昭彦，岩田和彦監修（2008）読んでわかるSSTステップ・バイ・ステップ方式　2DAYSワークショップ．星和書店．

## Work 1

> あなたが今よりも SST セッションの頻度を上げるために必要なこと，解決しなければならない問題をあげてみましょう。

【シート記入例】
○必要なこと（もの）

> ・マンパワー　　　・セッションの時間　　　・セッションの場所　　　・自分のやる気
> ・周囲のスタッフの理解　　　・メンバーの動機づけ？　　　・準備のための時間
> 　　　　　　　　　　　　　　　　　　　　　　　　　　　　　　　……などなど

○必要なこと（もの）を手に入れるためには，あなたのどのような行動が必要になりますか？
あるいはその問題を解決するためにはどのような方法があるでしょうか？
（1つの問題に対して複数の方法があってもけっこうです。段階的に解決していけばよいのです）

> ・マンパワー
> 　➡　もう一人のスタッフの協力が最低限必要
> 　　　そうすれば自分の負担も少し減るだろうし，相談できるので心強い
> 　➡　上司に相談してみる
> 　➡　自分でスタッフに声をかけてみる
> 　　　　　　　　　　　　　　　　　　　　　　　　　　　　　　……など
>
> ・セッションの時間の確保
> 　➡　今使用している場所が定期的に空いている時間を確認する
> 　➡　自分の確保できる時間を見つけるため，1週間のスケジュールを見直してみる
> 　　　　　　　　　　　　　　　　　　　　　　　　　　　　　　……など
>
> （以下，すべての項目について検討して記入します）

○まずはどこから取り組んでみますか？

> ➡　マンパワー確保と自分の考えについて理解を得るための第一歩として，上司にセッション頻度を増やしてみたいということについて相談してみる。

【シート記入例をもとに，あなたのシートを完成させてみましょう！】
　セッション頻度を今よりも増やすとしたらどんなことを解決できたら実現できるでしょうか？　何か困ったことが起きたときや，解決したい課題があるときには，「問題解決のステップ」をいくつか使って（問題の抽出，解決案のブレンストーミング，実行計画の立案など），さらにこのように紙に書き出してみる（＝外在化）ことで，問題が見えやすくなり，解決への糸口もつかみやすくなります。シートの完成はあなた一人でやってみてもよいですし，あなたのセッションのパートナーと行ってみてもよいでしょう。ぜひトライしてみましょう！

○必要なこと（もの）

○必要なこと（もの）を手に入れるためには，あなたのどのような行動が必要になりますか？
　あるいはその問題を解決するためにはどのような方法があるでしょうか？
　（1つの問題に対して複数の方法があってもけっこうです。段階的に解決していけばよいのです）

○まずはどこから取り組んでみますか？

# SSTのリーダーの技能も過剰学習が重要!

● ── 佐藤 幸江 *Yukie Sato*

技能の般化に関連して，SSTセッションにおける「過剰学習」の重要性について述べてきました。このことはSSTの参加者だけでなく，実はリーダーである私たち自身にも同様のことがいえるのです。SSTの研修に参加される方々からは，「SSTの進め方がなかなか覚えられない」「いつも緊張して頭が真っ白で，楽しみながらやるなんてとてもできない」……などといった声をよくうかがいます。もちろん，私もそういった経験をしてきました。毎回毎回セッションの流れや技法を確認してのぞむものの，その場になるとちょっとしたことが思い出せなかったり，やろうと思っていたことを飛ばしてしまったり，ロールプレイの組み立てがうまくいかず，みんなの前で立ち往生したり……。そんなセッションを何度も何度も体験してきました。

私たちがこのような思いをするのはなぜなのでしょうか？それは，絶対的な体験の不足によるものなのです。リーダーにとってSSTセッションを進めることは1つの「技能」です。その技能を「自動的に」使えるようになるためには，繰り返し繰り返し練習するしかないのです。たとえば，週1回のセッションを数人のスタッフで担当していたとすると，自分が何回かリーダーをやったら次は別のスタッフへ……というふうに順番に担当するのが一般的でしょう。そういった形だとすると，1年のあいだにいったい何回リーダーを体験することになるでしょうか……？そう考えると恐ろしく少ない回数だということに気づかれることと思います。SSTのリーダーに求められる技能は非常に複雑です。覚えるだけでもかなりの回数が必要でしょうし，それが定着するにはさらにもっと多くの回数，すなわち場数が当然必要です。

また，本番（セッション当日）に備えての練習も重要です。自分一人でセッションの進め方について事前に計画することや，一緒に運営しているスタッフがいれば相談しあったり，リハーサルをしてみたりするのも役立ちます。

私自身が心がけたこととしては，とにかくリーダーの体験をする場を自分自身で開拓したことです。自分の職場でかかわっていたグループでは4名程度のスタッフが常時いて，月替わりで担当するといったスタイルでした。セッションは1カ月に3～4回でしたから，そのままでは年間に10数回しかリーダーを体験できない，と考えた私は，外部の保健センターや職業訓練センターなど，SST講師を募集しているところに積極的にお願いをしてリーダー体験を積ませてもらいました。機会があれば他の病院でのセッションを持たせてもらうということもしました。また，自分の職場内では新しいSSTグループを立ち上

# COLUMN

げ，自分が継続的にリーダーを行う場を確保しました。そのころは，多いときは週に3つのセッションを担当するといった状況で，各セッションの準備の忙しさやあちこち移動する大変さもありましたが，それ以上にリーダーの技法を以前よりも着実にスムースに行える自分を発見し，それに伴ってセッションの手ごたえや参加者の変化を感じてワクワクしながら毎回のセッションに無我夢中で取り組んできました。

そんなことを続けてしばらくたつと，あるときふっとセッションの進め方を意識せずにスーッと進行している自分に気づきました。これが過剰学習の効果なのでしょう。その後は準備の大変さは毎回あるものの，セッション中は以前よりずっと「楽になった」という感覚です。それと同時にセッション中の参加者のこまかな言動に敏感に気づくことができるようになったといいましょうか，前と比べていろいろなものが見えてくるようになった，という変化も感じています。

この感覚をつかむのに集中して実施したセッションはだいたい100セッションぐらいだったように思います。今では職場をかわって，対象となる人やSSTを提供する構造は大きく変化したものの，以前の体験を応用しながら楽しくSSTを活用しています。あのときの苦労（＝過剰学習）が般化を促進してくれたのかもしれません。今でも毎回セッション前の準備には苦心し続けていますが，それは当日の参加者の笑顔のためだと思い，毎回努力をするのです。

100セッションやれば楽になる！と研修に参加される方にお伝えすると「えー!!」と言われることも多いですが（100セッションというのはもちろんあくまで目安ですけれど），「大丈夫，必ずできるようになる，それにはリーダーをたくさんやること。そうすればセッションが楽になり，楽しめるようになり，参加者にも効果が出てグンとよい変化が見られる。それを見たら私たちはまたがんばれる！」とお話すると，「……やってみます！」と参加者の方も笑顔を見せてくれます。

ぜひともまずはリーダーから過剰学習の実践をおすすめします！

# 6.
# モジュールを
# 正しく使うために

佐藤 珠江

## はじめに

「自立生活技能（SILS）プログラム」とはR.P.リバーマンらによって開発された，慢性の精神障害を持つ患者が地域で自立した生活を送るために必要な社会生活上の技能を，課題領域ごとに，学習パッケージとしてまとめたものです。このプログラムは精神障害者のみならず，社会生活技能の獲得や強化，回復を要する人々に広く活用される可能性があり，SST（Social Skills Training：社会生活技能訓練）として社会生活技能を体系的に学習するために有効な教材です。

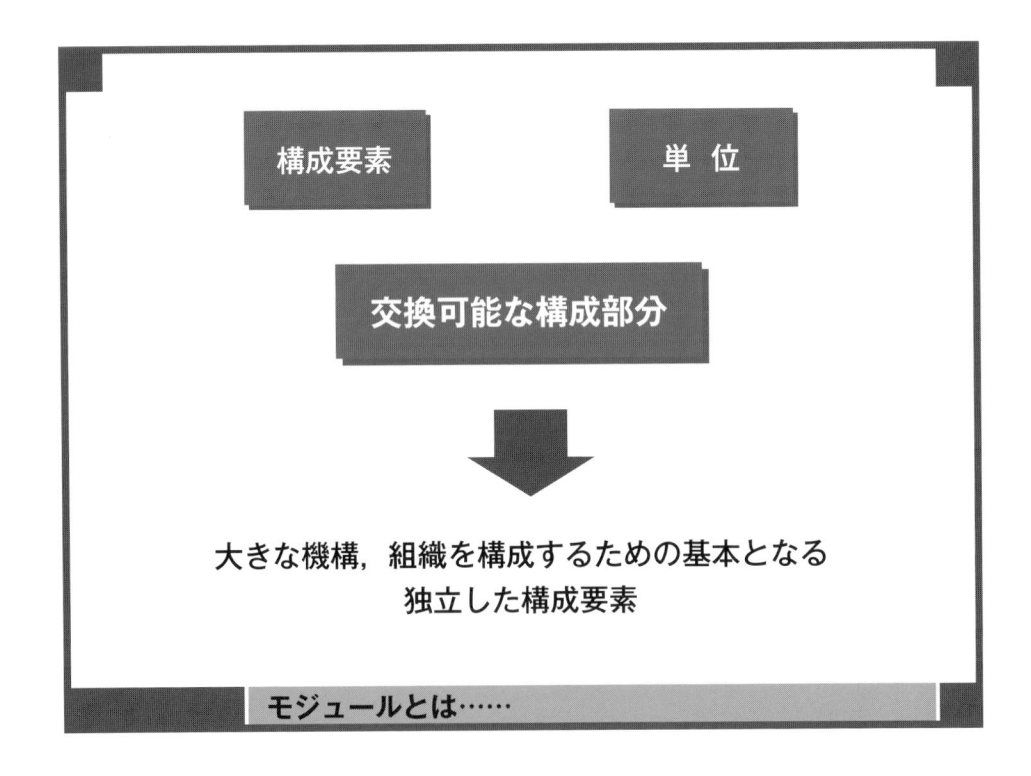

```
┌─────────────────────────────────────────────┐
│                                             │
│   ┌──────────┐        ┌──────────┐          │
│   │ 構成要素 │        │  単 位   │          │
│   └──────────┘        └──────────┘          │
│                                             │
│        ┌────────────────────┐               │
│        │ 交換可能な構成部分 │               │
│        └────────────────────┘               │
│                    ↓                        │
│                                             │
│       大きな機構，組織を構成するための基本となる │
│              独立した構成要素               │
│                                             │
│ ┌─────────────────────────────────────────┐ │
│ │ モジュールとは……                        │ │
│ └─────────────────────────────────────────┘ │
└─────────────────────────────────────────────┘
```

# 6. モジュールを正しく使うために

　モジュールという言葉は，パソコンの機器でも使う言葉であり，工業用でも使われます。モジュールとは1つの機構，組織を構成するための基本となる，ある一定程度の独立した1つの構成要素のことを言います。

　慢性の精神障害者が自立した生活を送るために必要な生活技能を獲得するために，基礎となるいくつかの独立した構成要素を抽出してパッケージ化したものが各技能領域モジュールとしてまとめられています。

---

症状自己管理　　服薬

基本会話

↓

慢性の精神障害を持つ患者が自立して生活を送るために必要な，
社会生活技能を，
独立した構成要素として抽出しパッケージ化したもの

**自立生活技能プログラム（SILS）モジュールとは……**

学習する内容を「モジュール」という形でまとめ，課題領域ごとに，高度に構造化された7つの学習課程に沿って技能を獲得できるように作られています。

現在日本語訳されているものには……

## ☆服薬自己管理モジュール
　　技能領域1：抗精神病薬について知る

　　技能領域2：正確な自己服薬と評価の仕方を知る

　　技能領域3：薬の副作用を見分ける

　　技能領域4：服薬の相談

　　技能領域5：持効性注射薬の受け方

## ☆症状自己管理モジュール
　　技能領域1：再発の注意サインを見つける

　　技能領域2：注意サインを管理する

　　技能領域3：持続症状に対処する

　　技能領域4：アルコールや覚せい剤，麻薬の使用を避ける

## ☆基本会話モジュール
　　技能領域1：言語的コミュニケーションと非言語的コミュニケーション

　　技能領域2：会話を始める

　　技能領域3：会話を続ける

　　技能領域4：会話をスムーズに終える

　　技能領域5：まとめ

## ☆余暇の過ごし方モジュール
　　技能領域1：レクリエーションの効果を明確にする

　　技能領域2：レクリエーションに関する情報収集

　　技能領域3：レクリエーションに必要なものを明確にする

　　技能領域4：レクリエーションの評価と継続

## ☆地域生活への再参加モジュール
　　技能領域1：地域生活への再参加プログラムの導入

　　技能領域2：慢性の精神障害の症状

技能領域3：退院準備
技能領域4：地域生活への再参加計画
技能領域5：地域とのつながり

　これらの教材は，自立生活技能（SILS）プログラムとしてパッケージごとに教材ビデオ・トレーナー用マニュアル・患者用ワークブックがセットとなって販売されています。

　現在は日本でも開発が進み，リバーマンらの原案をもとに，井上新平らによって，日本語版「精神障害を持つ人の退院準備プログラム」が作成され，福島県立医科大学附属病院心身医療科によって福島医大版 服薬自己管理モジュールと症状自己管理プログラムが作成されています。

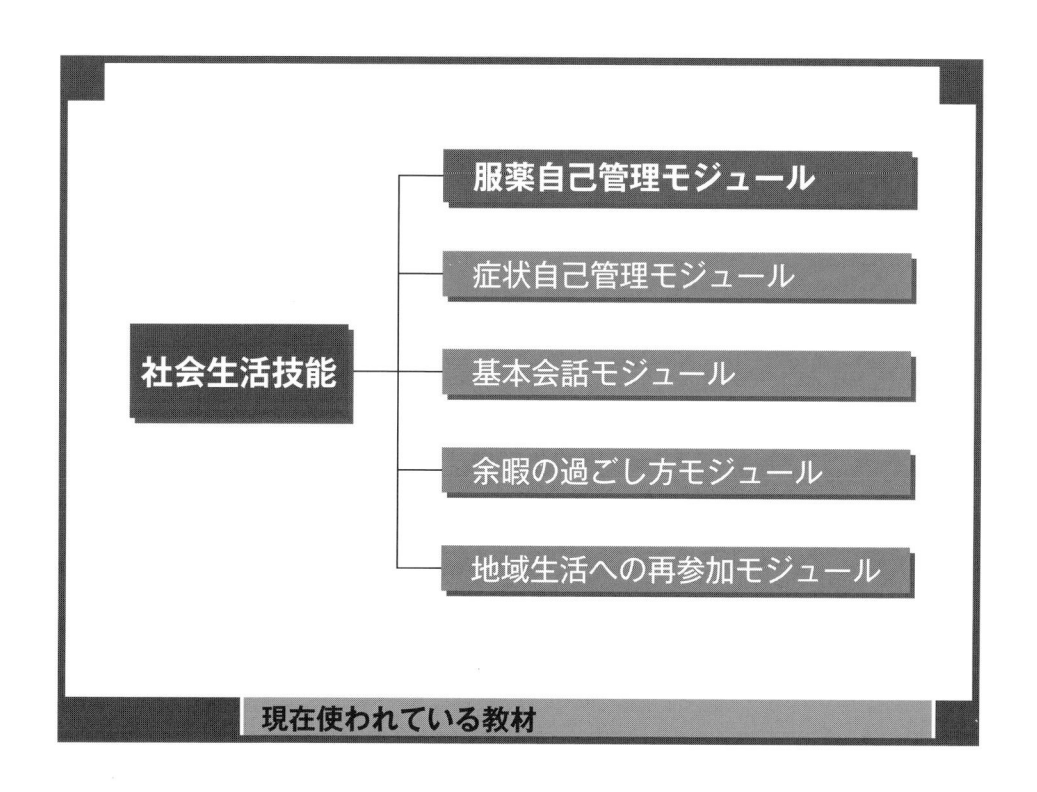

```
社会生活技能
├ 服薬自己管理モジュール
├ 症状自己管理モジュール
├ 基本会話モジュール
├ 余暇の過ごし方モジュール
└ 地域生活への再参加モジュール
```

現在使われている教材

# I 「自立生活技能プログラム」＝モジュールの特徴

## 1. 誰を対象に行うのか……

「服薬自己管理モジュール」「症状自己管理モジュール」は統合失調症，うつ病，躁うつ病などの長い期間服薬を必要とし再発の危険がある疾患を持つ方が対象です。患者自身が病気を管理し再発を防ぐための知識を学び，持続する症状に対する効果的な対処法を身に付けるために非常に有効です。また，「基本会話モジュール」「余暇の過ごし方モジュール」は統合失調症などの患者の方にも大変有効ですが，社会生活を送る上で誰にでも必要で，また誰が学んでも技能が身に付くようにできています。

## 2. 誰が行うのか……

誰にでもできます。技能を必要としている人の援助者として携わっているすべての人がこのプログラムのリーダーになりうるのです。つまり誰がこのプログラムを提供しても，同じ内容が提供できるように設計されています。

## 3. どこで行う……

どこでも，必要としている人がいるところ。リーダーとメンバーの都合の良いところ。必要な備品と，適当な広さ，集中できる環境があれば，病院に限らず行うことができます。

## 4. モジュールはいくつかの「技能領域」で構成される

各モジュールは4～5個の「技能領域」で構成され，各技能領域は「7つの学習課程」で段階的に学習するように作られています。1つの「技能領域」を習得するために，この「7つの学習課程」は省くことのできない手順です。知識を得るとともに，技能を身に付けるといった考え方でモジュールは作られているからです。

# 6. モジュールを正しく使うために

## Ⅱ 「7つの学習課程」

各技能領域を順序立てて学習する大事なポイントです。「7つの学習課程」は省かれることなく段階的に学んでいく必要があります。

| 7つの学習課程 |
|---|
| 1：導入 |
| 2：ビデオ教材を使った質疑応答 |
| 3：ロールプレイ |
| 4：社会資源管理 |
| 5：派生する問題 |
| 6：実地練習 |
| 7：宿題 |

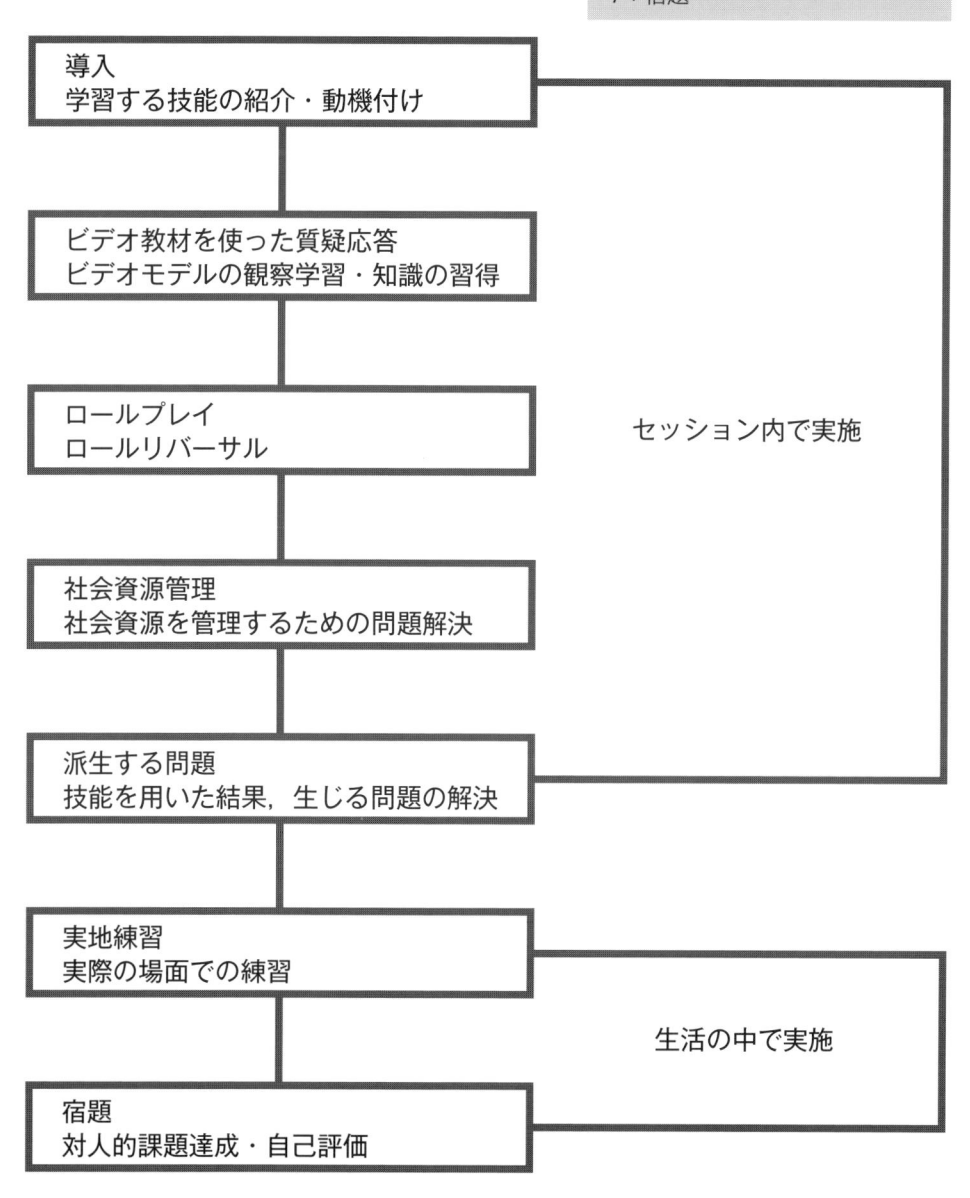

```
導入
学習する技能の紹介・動機付け
          │
          ▼
ビデオ教材を使った質疑応答
ビデオモデルの観察学習・知識の習得
          │
          ▼
ロールプレイ
ロールリバーサル                    セッション内で実施
          │
          ▼
社会資源管理
社会資源を管理するための問題解決
          │
          ▼
派生する問題
技能を用いた結果，生じる問題の解決
          │
          ▼
実地練習
実際の場面での練習
          │                        生活の中で実施
          ▼
宿題
対人的課題達成・自己評価
```

モジュールの一つ一つの技能領域を学習するためのステップとして「7つの学習課程」があります。コミュニケーションスキルを学ぶ「基本訓練モデル」のセッションの進め方とほぼ同じ手順で進められていることがわかります。たとえば「基本訓練モデル」のセッションの進め方を考えてみましょう。まず最初にセッションへの**導入，練習の意義を説明**します。練習する課題が決まったら，ドライランをして技能の評価を行い，習得するべき技能を同定します。次はその技能を効果的に学習するために「**モデリング**」をします。観察学習した内容を「**再演：ロールプレイ**」で練習。実際の生活場面で技能を発動するための**社会的状況認識の訓練と問題解決的**アプローチで技能の発動を促したり確実に実施できるように助けます。そして宿題を出すことで実際の生活場面での実施練習の場を作ります。

## 1. モジュールの柱となる学習課程

### 1）導入：学習するべき内容の確認

　学習することによってもたらされる利益について確認し，学習目標を明確にする。「モジュールの全体の目標の確認」→「技能領域で学ぶ学習目標の確認」→「その日のセッションの学習目標・目的の確認」といった順序で学習するべき内容の確認動機付けを行います。ここでは一方的にリーダーから目的や意義を説明するのではなく，各段階についての簡単な質問をしたり，学習することのメリットを引き出すことが最も効果的です。メンバーはリーダーとのやり取りで自身の問題に気が付き，自身が体験している実際の治療とモジュールに参加する目的を照らし合わせることができるでしょう。また，グループの中で他のメンバーが体験していることを聞く機会になり，リーダーと他のメンバーのやり取りを観察することは新しい知識や，他者への共感，または耐性となってのちの学習に役立ちます。リーダーは段階的な質問をすることで参加メンバーの理解度や知識を評価することができます。そして最も大切なこととして，リーダーは参加メンバーの抱える苦しさや問題に気づくことができるでしょう。

| 例 | セッションの導入 |
|---|---|

**リーダー**：今日のセッションでは，抗精神病薬について学びます。抗精神病薬というのは，主に皆さんの病気の症状を抑えるのに役立っている薬のことです。皆さんはすでに毎日服薬していますね。

**Aさん，Bさん，Cさん**：はい。

**リーダー**：ちゃんと飲めていることはとても大切なことです。では，Bさん，自分の飲んでいる薬について知っておくことは重要でしょうか？

**Bさん**：はい──。

**リーダー**：どうして重要でしょうか？

**Bさん**：……

**リーダー**：では，よく知らない薬を飲むことは安心なことですか？不安なことですか？

**Bさん**：うーん，不安です。

**リーダー**：そう，不安ですね。Cさんはどう思いますか？

**Cさん**：私もやっぱり不安です。

**リーダー**：私もそう思います。では，Bさん，よく知らない不安なままで，退院後も服薬を続けることはできますか？

**Bさん**：できないかもしれないです。

**リーダー**：そう，できないかもしれません。ではBさん，自分の飲んでいる薬についてよく知っておくことはどうして重要でしょうか？

**Bさん**：うーん，退院後も安心して服薬をできます。

**リーダー**：そのとおりです。安心して服薬できますね。今日これから行う，「抗精神病薬について知る」セッションは，Bさんにとって役立ちそうですか？

**Bさん**：役立ちそうです。

**リーダー**：はい，いいですね。服薬をしっかり続けていければ，病気のコントロールにも役立ちますし，Bさんの退院後の仕事もしやすくなりますよ。今日は是非必要な知識を吸収していってください。

\*リーダーはメンバー一人一人に目を配り，簡単な質問をしたり，発言に対して，具体的なフィードバックをするように心がけます。
　導入時のリーダーは「このプログラムはあなたに役立ちますか？」「あなたの希望に近付くために役立ちそうですか？」と常に問いかけ，励ますことが重要です。

## 2）ビデオ教材を使った質疑応答

統合失調症など，精神疾患を持つ患者が症状や障害について話し合い，効果的な管理方法を身に付けていく場面が収録されています。メンバーはビデオモデルを見て，リーダーからのビデオの内容に対する質問に答えます。そうすることで現在学習中の知識の強化をし，リーダーはメンバーが理解しているかどうかを確かめます。

> ➡ 一方的に伝えるのではなく，ビデオモデルの出演者が学習してゆく過程を観察学習するという仕組みです。

---

**例　ビデオ教材を使った質疑応答**

リーダー：これからビデオを見ます。ビデオでは皆さんと同じような，統合失調症や，うつ病，躁うつ病の患者さんが薬を飲むことの目的や利点について話しています。皆さんが今日学ぶ，抗精神病薬について重要な知識が出てきますので，注意深く見ていてください。重要なポイントはビデオを見終わった後に質問します。

○質疑応答
リーダーが行う質問……
①ジョージは調子が良くても服薬を続けるのはどうしてでしょうか？
　➡今の良い状態を維持するため
②ジョージは薬を飲むのをやめるとどうなりますか？
　➡入院前と同じような症状がまた出てくる
③これらの抗精神病薬はペニシリンのような抗生物質と同じと言っていましたか？違うと言っていましたか？
　➡違うと言っていた

＊病気に対する否認や，服薬に対する抵抗のあるメンバーに対して，最初はあくまでもビデオ出演者の（ここではジョージ）の問題として質疑応答することをお勧めします。
　メンバーは抵抗なく学習に参加できるでしょう。

---

## 3）ロールプレイ：学習されたことをさらに強化するためにメンバーに治療者の役をしてもらうロールリバーサルの活用。実際に学習した技能を活用するためのロールリバーサルの活用

ロールリバーサル（役割交換）によって獲得した知識を治療者役となって相手に伝えることによって知識を強化し，またリーダーはメンバーがどの程度知識を

獲得したか評価することもできます。記憶に障害を残すと言われている患者に対し大変有効で知識の強化になります。また学習していく過程で生まれる個別の課題「主治医に副作用について尋ねる」や「援助者に助けを求める」などのロールプレイの手法はコミュニケーション技能の向上，獲得に大切な要素であることは言うまでもありません。

---

**例　　　　　　　　　　ロールリバーサル**

リーダー：みなさんにやってもらいたいことがあります。これから私が抗精神病薬を飲んでいる患者さんの役をやります。私は薬についていくつかの疑問を持っています。そこで，皆さんには私の主治医の役をやってもらいます。皆さんにやって欲しいことは，質問に答えて私に抗精神病薬について教えることです。

リーダー：ではAさん，やってみましょう。こちらに来てください。
　　　　これから，あなたは何の役をしますか？

Aさん：主治医の役です。

リーダー：その通りです。では，私は何の役でしたか？

Aさん：患者の役です。

リーダー：そうです。何を飲んでいる患者の役でしたか？

Aさん：抗精神病薬です。

リーダー：その通りです。あなたは，私に何をしたらよいでしょうか？

Aさん：薬について教えることです。

リーダー：そうです。みなさんは，Aさんのことを良く見ていてください。
　　　　始めます！

リーダー（患者役）：A先生，こんにちは。教えてほしいことがあります。今調子がいいのですが，どうして薬を飲み続けなくてはいけないのですか？

Aさん（主治医役）：それは，今のよい状態を維持するためです。

リーダー（患者役）：でも，調子がいいから，薬をやめたいんです。もし飲むのをやめたらどうなりますか？

Aさん（主治医役）：もしやめてしまうと，前の症状が出てきて，再発してしまうかもしれません。

リーダー（患者役）：そうなんですか。では薬を飲み続けた方がいいのでしょうか？

Aさん（主治医役）：そうですね。必ず処方通りに規則的に飲んでください。

＊リーダーはメンバーの習熟度を評価して，開いた質問と閉じた質問を使い分ける必要があります。メンバーにとってロールリバーサルの内容が難しいようであれば，質問を閉じて，答えやすいようにし，習熟の遅れているメンバーもロールリバーサルに参加できるようにしましょう。

4）社会資源管理：学習した内容を実生活で応用する場合に必要な社会資源について話し合います

　患者は，学習した技能を実行する際に必要な社会資源を予想し，得るようにしなければなりません。そして社会資源管理の問題に取り組む必要があります。たとえば「服薬自己評価記録用紙」を記録するという行動の社会資源については，毎日忘れずに記入できる時間，協力者，場所，から筆記用具，時計などの考えられる資源を確認し，それらの長所，短所などを話し合い，短所となる問題を克服するための技能を身に付けなければなりません。なぜなら新しい技能を用いようとした時に障害に出会うと，メンバーは自信を失い，あきらめてしまうことが予想されるからです。この問題を最小限に食い止めなければ学んだ技能を十分に発揮できないからです。

| 例 | 社会資源管理 |
|---|---|
| | リーダー：「みなさん，今日，学んだ『服薬自己評価チェック表』を明日から毎日つけるための社会資源を考えてみましょう。服薬自己評価チェック表をつけるために何が必要ですか？考えられるものをすべて挙げてみましょう」<br>「Aさんあなたはこのチェック表を付けるために場所を決めなければなりません，どこで付けますか？」<br>Aさん：「床頭台で付けます」<br>リーダー：「いいですね，床頭台の良い点は何ですか？」<br>Aさん：「自分の部屋ですから，落ち着いて書けます」<br>リーダー：「なるほど，いいですね，それでは短所はありますか？たとえば床頭台で記入する時に問題はありませんか？」<br>Aさん：「あ～書くものがありません，ペンが必要です」<br>リーダー：「床頭台にペンがないとしたら，あなたはどうしますか？」<br>Aさん：「ナースステーションで借りることができると思います……あ～そうだ，ナースステーションの前のデイルームで書いたほうがいいかもしれません」<br>リーダー：「なるほど，いいですね，長所は？」<br>Aさん：「はい，看護師さんに手伝ってもらえます」<br>＊　　＊　　＊<br>＊上記からも本人の解決策だけでは足りないと感じるでしょう。<br>　グループで話し合うことは他のメンバーの意見に触れる良い機会にもなります。 |

5）派生する問題：メンバーが新しく学習した内容と技能を実際の状況で使
　　　　　　　　う時に起こり得る障害を克服するための技能を身に付け，
　　　　　　　　より効果的に問題を予測・解決するための学習をします

学習過程で起こった問題を取り上げることもありますが，練習問題を使って問題解決の方法を学習します。

| 例 | 派生する問題 |
|---|---|

**練習問題**：外泊が決まりました。外泊中の薬をもらって家に帰りましたが，次の日の昼の薬までしか渡されませんでした。帰る日は家族と夕食をとって消灯までに戻る約束になっていました。いつもは夕方の薬を6時に飲んでいましたが，間に合いません。どうしたらいいでしょう。

リーダー：「この場合の問題は何ですか？」
メンバー：「夕方の薬がないことです」
リーダー：「夕方の薬がないことで，どんな問題が生じますか？」
メンバー：「夕方の薬が飲めません，また眠れないのではと心配です。眠れないと，症状が出てきてしまいます」
リーダー：「この問題を解決するにはどうしたらいいでしょうか？」
メンバー：「外泊をやめて病院へ帰ります……」
リーダー：「この問題を解決するのに別の方法はありますか？」

＊メンバーを促して，できるだけの多くの解決策を考えるように励まします。
　解決策に対して，長所，短所を考え最善の解決策を見つけ出せるように練習します。
　すべての解決策を取り上げるようにしますが，モジュールやその技能領域の目的を振り返りながら，目標達成に近づけるような解決策が出せるように励ますことは重要です。

**6）実地練習：学習した知識と技能を実際の状況で使うことを援助します**

　参加者はセッション以外の時間に練習を行いますが，スタッフが参加者の行動を観察し，促しや励まし，そして行動への強化を行います。主治医との診察場面で技能が発揮できているか，時には自宅への訪問などもできるといいでしょう。

　薬についての相談，薬の保管場所，自己評価用紙の記入，薬袋の管理など，各技能領域において実際の場面でも技能が使えるように援助し，また技能が十分に発揮できているか評価することが重要です。

| 例 | 実地練習 |
|---|---|
| リーダー：「薬袋に日付を実際に記入してみましょう。自分の薬を持参して一緒に日付を記入してみましょう。さらに必要な人は，一日ごとに薬をまとめて，服薬箱にセットしてみましょう」 | |

7）宿題：評価記録用紙の記入や受診時に主治医に説明するなど，セッション以外にも参加者がするべきことを明確に提示し，次のセッションで確認します

| 例 | 宿題の設定 |
|---|---|

①個別的に宿題の設定
リーダー：最後に，宿題の確認をしたいと思います。
　　　　　Aさんは，薬の作用と副作用を先生に確認してきてください。診察はいつでしたか？
Aさん：来週の月曜日です。
リーダー：是非やってみてください。
　　　　　Bさんは，宿題は何でしたか？
Bさん：先生に薬の名前と作用を聞くことです。
リーダー：そうです。明日が診察でしたね。さっきと同じように聞けばしっかり教えてもらえますよ。
　　　　　Cさんは，診察で病名を聞いてきてください。Cさん，診察はいつですか？
Cさん：金曜日です。
リーダー：Cさん，がんばってください。

②全員共通の宿題の設定
リーダー：全員共通の宿題を出します。服薬自己評価チェック表を記入してきてください。来週確認をします。Aさんはいつ記入しますか？
Aさん：朝起きてすぐに付けます。
リーダー：記入するものは近くにありますか？
Aさん：床頭台の中にあります。
リーダー：オーケーです。それならすぐに記入できますね。
　　　　　Bさんはどうですか？

＊宿題は練習した技能が実際の生活で使えるようになるための，大切な練習場面です。
　明確に宿題を提示し，宿題をするために障害となりうることにできる限り予測し話し合うことが重要です。
　モジュールなどSSTの最終的な目標は学んだ技能を実際の生活でメンバーが自然に使えるようになることです。宿題はこの最終目標を達成するための重要な要素です。毎回のセッションで必ず宿題を出すようにしましょう。

## おわりに

　本編ではモジュールの中の1つ「服薬自己管理モジュール」を取り上げて詳しく解説しました。筆者の所属する病院では平成15年5月より「服薬自己管理モジュール」「症状自己管理モジュール」を精神科デイケアの必須プログラムとして取り入れてきました。外来治療の重要な役割を担うデイケアにとってモジュールでの学習活動はなくてはならないものであると考えています。高度に構造化された学習パッケージの柱である「7つの学習課程」は病気や薬について知識を獲得することではなく患者が技能として身に付けることを目指しています。希望を持って日々生活を送りながら回復を目指す患者にとって治療に積極的に参加していく大切な技能であり，また私たちトレーナーにとっても適切なプログラムを安定的に提供し得る基準となるものだと考えます。モジュールのリーダーとしてセッション回数を重ねれば重ねるほどまた「7つの学習課程」に忠実であればあるほど，私たちリーダーは「知識を教える」のではなく「技能獲得の手伝い」をしていると思えるようになりました。

　最後にモジュールに参加した患者からの感想をお伝えしたいと思います。

---

　SSTはグループで行うので，仲間と励ましあいながら取り組めるし，仲間の考えていることや仲間の対処の方法も学べます。SSTと出会って，本当の意味で病気と積極的に向き合えるようになり病を病として味わえるようになりました。
　5回以上の入院を経てSSTに出会いました。多くの病院や施設でSSTが行われることを強く希望します。

## Work 1

モジュールの学習課程の重要な要素,「派生する問題」に取り組んでみよう。
まず,皆さんが問題解決を上手に行えることが,モジュール成功の秘訣です。

> **練習問題**　あなたは薬を"朝・昼・夕・眠前"と処方されています。
> ある日デイケアに来たら昼の薬を持って来ていないことに気づきました。
> さぁ,どうしますか!?

**STEP 1**　どのように解決していったらよいか考える

**STEP 2**　何が問題かをはっきりさせる

**STEP 3**　可能な解決策を複数リストアップする

**STEP 4**　解決策の長所と短所を明らかにする

| 解決策 | 長所 | 短所 |
|---|---|---|
|  |  |  |

**STEP 5**　最善の解決策,またはその組み合わせを選ぶ

あなたの解決策は……＿＿＿＿＿＿＿＿＿＿＿＿＿＿＿＿＿＿＿＿＿＿

**STEP 6**　その解決策をどのように実行するか計画を立てる

**STEP 7**　計画が実行できたか調べる

問題

**Work 2**

モジュールの学習課程の重要な要素,「社会資源管理」に取り組んでみよう。
「規則的な服薬」をするために必要な社会資源を予測してみましょう!
患者さんが服薬するためにどんな行動が必要か見えてくるはずです!

## 社会資源管理

## 規則的な服薬をするために必要な社会資源は?

※「社会資源」とは,目的の達成や作業の遂行に役に立つもののことです。
　例えば,時間,人間,用具や資料,電話,お金,場所,交通機関などです。

| 社会資源 | | |
|---|---|---|
| | メリットは | |
| | デメリットは | |
| | デメリットを補うには | |
| | メリットは | |
| | デメリットは | |
| | デメリットを補うには | |
| | メリットは | |
| | デメリットは | |
| | デメリットを補うには | |
| | メリットは | |
| | デメリットは | |
| | デメリットを補うには | |

解答

## Work 1

モジュールの学習課程の重要な要素，「派生する問題」に取り組んでみよう。
まず，皆さんが問題解決を上手に行えることが，モジュール成功の秘訣です。

**練習問題** あなたは薬を"朝・昼・夕・眠前"と処方されています。
ある日デイケアに来たら昼の薬を持って来ていないことに気づきました。
さぁ，どうしますか!?

**STEP 1** どのように解決していったらよいか考える

**STEP 2** 何が問題かをはっきりさせる

**STEP 3** 可能な解決策を複数リストアップする

**STEP 4** 解決策の長所と短所を明らかにする

| 解決策 | 長所 | 短所 |
|---|---|---|
| ・自宅へ戻る | ・薬が飲める | ・デイケアのプログラムに出られない |
| ・家族に届けてもらう | ・薬が飲める<br>・デイケアのプログラムに参加できる | ・家族に迷惑<br>・家族におこられる |
| ・1回薬を飲まない | ・他の人に迷惑をかけない | ・調子が悪くなるかも |
| ・スタッフや主治医に相談する | ・良いアドバイスがもらえる<br>・薬を処方してもらえるかも | ・スタッフや主治医におこられるかも…… |

**STEP 5** 最善の解決策，またはその組み合わせを選ぶ

あなたの解決策は……　スタッフや主治医に相談しアドバイスを受け，必要なら自宅へ戻る

**STEP 6** その解決策をどのように実行するか計画を立てる

**STEP 7** 計画が実行できたか調べる

解答

## Work 2

モジュールの学習課程の重要な要素,「社会資源管理」に取り組んでみよう。
「規則的な服薬」をするために必要な社会資源を予測してみましょう！
患者さんが服薬するためにどんな行動が必要か見えてくるはずです！

## 社会資源管理

## 規則的な服薬をするために必要な社会資源は？

※「社会資源」とは,目的の達成や作業の遂行に役に立つもののことです。
　例えば,時間,人間,用具や資料,電話,お金,場所,交通機関などです。

| 社会資源 | | |
|---|---|---|
| 支援者<br>(家族又は,治療スタッフ) | メリットは | 飲み忘れなど<br>声をかけてくれる |
| | デメリットは | 頼りすぎたり,<br>意見がくいちがう |
| | デメリットを補うには | 支援者と<br>ルールを決めておく |
| 時間(決まった時間) | メリットは | 習慣になりやすい |
| | デメリットは | 忘れることもある |
| | デメリットを補うには | 日課に合わせる |
| 保管場所 | メリットは | 決まっていると飲みやすい |
| | デメリットは | 外出や旅行で<br>忘れる可能性がある |
| | デメリットを補うには | 携帯する場所を決める |
| 水・コップ | メリットは | 薬が飲みやすい |
| | デメリットは | いつもあるとは限らない |
| | デメリットを補うには | 外出時は購入・携帯する |

# モジュールの
## リーダーを体験して

● ── 松浦 彰久 *Akihisa Matsuura*

　私は，8年前に精神保健福祉士として，精神科の病院に入職しました。療養病棟や外来の主に統合失調症の方への相談支援を行うこととなりました。

　社会復帰への支援をしよう！と意気込んではいたものの，いったい何をどうしたら良いのかわからず，困ってしまうことの連続でした。

　病棟で「男の人の声がずっと聞こえてきてつらい……」と言われ，どう答えてよいかわからず悩みました。退院した患者さんに「薬を飲みたくありません」と言われると，主治医と相談してください，としか言えませんでした。

　さらに，金銭を自己管理するための相談を受けても，どこまで一緒にやったらよいのかわかりません。全部こちらがやってしまえば簡単ですが，本人が何もできなくなってしまうかもしれませんし，逆に本人任せにして支援をしなかったら，管理がうまくまとまりませんでした。これは統合失調症による障害なのか，先天的なものなのか，長期的入院によるものなのかアセスメントすることもできません。

　いったい何が障害なのか……，どうしたら退院し生活できるのか？幻聴や妄想はなくならないといけないのか？疑問が尽きず，混乱していました。

　つまり，統合失調症への理解・知識が乏しく，アセスメントの方法もよくわからなかったのです。大変申し訳ないことです。

　そんな時，SST認定講師の講演を聴く機会がありました。SSTについては，知っていたつもりでしたが，生活のしづらさは「認知機能障害」からくるものであることや，「病気の管理」をSSTによって戦略的に行えるということなど，この時初めて知りました。心のもやもやが少しスッキリしたことをよく覚えています。

　「SST」（何をするかよくわかっていませんでしたが）は，患者さんのためになりそうで，退院支援や地域社会での生活を支えるには，きっと役立つことのようであることがわかりました。

　その後，幸運なことに，熱心にSSTを取り組んでいるデイケアに，転職をすることができました。

　そして，上司からまずは服薬自己管理モジュール・症状自己管理モジュールをしっかり学ぶよう指導を受けました。

　これらモジュールには統合失調症をはじめ，精神科の病気の基本的な知識や，病気を管理するのに必要な技能が詰まっていました。

　精神保健福祉士として，医師や薬剤師のように，個々の薬について情報を提供することはできず，また，薬について一般的な知識を患者さんに説明しても説得力がありません。

しかし，このモジュールでは，知識にとどまらず，服薬自己管理の技能や，症状を実際の生活の中で対処する技能，主治医や薬剤師など社会資源を活用し知識を得るための具体的な技能などの習得を目指しており，そして詳細までマニュアル化してあるので職種にかかわらず，実施することができます。これならば，私自身でも行うことができそうだと思いました。

実際にリーダーを行うことはマニュアルがあっても予想以上に難しかったのですが，参加メンバーはモジュールの構造化されたグループで技能を身に付けていきました。

今，急性期治療病棟で服薬自己管理モジュールの担当をしています。

グループの中で，他者の病的体験を観察し，自分の体験を振り返り，自らの病気について「気づく」場面に多く遭遇することができました。

「病気じゃない，退院したら薬は飲まない」と言っていた参加メンバーが，徐々に自分の病気のことやつらかったことを話すようになり，また，幻聴の対処法についてグループのメンバーが前向きに協働して意見を言う姿に，感動を覚えました。

さらには，孤独や不安を抱えていた患者さんが，これらSST・モジュールを通して，自分の希望を伝え叶えられるようになったり，助けを求められるようなったりと，より社会的な役割や利益を得て，他者との交流を深めることができるようになっているように感じられます。

症状など問題点に着目して，障害をなくしたりよくしたりすることよりも，SSTの考え方である，健康的な側面に着目してその部分を伸ばし，技能を積み重ねていくことで，問題に対処する力を付けるという視点が，ソーシャルワークにも有効であると思います。

そしてモジュールにおいて，病気の苦しさを分かち合い，生活の中で実際に使う技能を，グループで切磋琢磨しながら習得するという，つまり「生きる力」を身に付けていくことは，ソーシャルワークにおける支援の方向性でもあると思います。

モジュールや，SSTを活用することによって，ソーシャルワークの支援の幅が広がりました。何より，統合失調症をはじめとする精神疾患を持ちながら，有意義に実生活を送るための支援，「リカバリー」に向けた支援を可能にすることができると感じています。

# おわりに

　本書は，SST実践家に向けた本として作成されました。これまで本邦では，初めてSSTに触れる人たちに向けて基本訓練モデルとは何かを紹介するものや，SST初級者を対象とした書籍が数多く出版されてきました。しかし，ここ10年でSSTは医療や教育，司法といったさまざまな分野にまで普及し，それぞれの現場ではSSTを導入し実践し続けていらっしゃる専門家の方々が増えてきています。ところが，そのようなすでにSSTを導入されている方々に向けた本がこれまでは出版されていませんでした。いま行っているSSTをより効果的に行いたい，リーダーとしてよりブラッシュアップしたい，昨今の現場ではそのようなニーズにあふれているように感じています。このようなニーズに少しでも応えられればと，本書はSST実践家向けのワークブックとして企画されました。

　そのため，この本は残念ながら初級者向けではありません。SSTとは何か，基本訓練モデルの流れはどういったものかといった基本的なことはすでに修得されていらっしゃる方が対象となっています。ですから，本書ではSSTの基本的な用語や考え方までは細かく説明していません。しかしその分，リーダーとして抑えておきたい理論や，実践する際に重要なアセスメントや動機付けのポイント，さらには必ずぶつかる般化の問題などを丁寧に取り上げました。

　この本の活用方法として，ぜひ本書で提起されているさまざまな問題を一緒に考えていただきたいと思います。それぞれの章には，必ずワークシートを付けました。そのワークシートには必ず「問題」があり，そこには実践者だからこそ考えて欲しい点が提起されています。本書は，従来の本と異なり，正解を得られる本ではないかもしれません。しかし，日々現場でSSTを実践されている方々が，使いながら考えられるワークブックとしてご活用いただけるような本を目指したつもりです。

　本書の刊行にあたり，SST普及協会西園昌久会長には，お忙しい中，巻頭をご執筆いただき誠にありがとうございました。すべての章の内容に触れながら丁寧

なコメントをいただき本当に感激しております。

　また今回，この企画を快く引き受けていただいた金剛出版立石正信社長，そして企画から原稿のチェックまでご担当いただいた中村奈々さん，お二人の努力なくしては刊行にはたどり着けなかったと思います。この場より深く御礼申し上げます。

　私は，大学・大学院と認知行動療法を専門として学ぶ中で，SSTに触れるようになり，もう十数年がたちました。認知行動療法の理論を学び他の認知行動療法の技法を学んできた立場から，SSTというのは如何なる技法なのか，どのように行うべきものなのかを考えながら実践をしてきました。しかし，現場に立つと多くのことに悩み，何がベストなのかを見失うこともありました。そんな中，多くのご指導をいただいたのが監修者である舳松克代先生です。まったくSSTを知らない時に舳松先生のSSTを見学する機会があり，その際に自己紹介をしたら「あなたSSTに向いているわよ」とおっしゃっていただいたのを昨日のことのように覚えています。あれが紛れもなくSSTを学び始めるきっかけでした。そんなきっかけをいただいた舳松先生に，このたびお声をかけていただき，拙いながら編集代表をお引き受けしました。本当にありがとうございました。今後も研鑽を積みSSTと向き合いながら日々の臨床に励んで参りたいと思います。

　そして，この本が，読んでいただいた皆様の明日の臨床に役立つことを何より願っております。

　2010年10月

小山　徹平

●著者略歴 ＞＞＞

舳松 克代（へのまつ・かつよ）
1996年　東洋英和女学院大学大学院人間科学研究科修了
1996年　東京大学医学部付属病院精神神経科入職
2000年〜　東邦大学医学部精神神経医学講座
2006年　医学博士取得
現在　　田園調布学園大学人間福祉学部人間福祉学科
［著書］東京SST経験交流会（編）『事例から学ぶSST実践のポイント』（編集代表）金剛出版 2002
　　　　舳松克代（編集）『SSTはじめて読本 ── スタッフの悩みを完全フォローアップ』医学書院 2008

小山 徹平（こやま・てっぺい）
2000年　早稲田大学人間科学研究科修士過程修了
2003年　早稲田大学人間科学研究科博士課程満期退学
2001年〜08年　医療法人和楽会 赤坂クリニック
2004年〜05年　医療法人慈心会 村上病院
2005年〜07年　福島県立医科大学附属病院心身医療科心理室
2007年〜08年　福島県立医科大学大学健康管理センター
現在　　鹿児島大学医学部・歯学部附属病院臨床心理室
［著書］東京SST経験交流会（編）『事例から学ぶSST実践のポイント』（共著）金剛出版 2002
　　　　原田誠一（編）『強迫性障害治療ハンドブック』（共著）金剛出版 2006
　　　　佐藤光源, 丹羽真一, 井上新平（編）『統合失調症の治療 ── 臨床と基礎』（共著）朝倉書店 2007
　　　　J・E・ヤング（著）福井至, 貝谷久宣, 不安・抑うつ臨床研究会（監訳）福井至, 笹川智子, 菅谷渚, 鈴木孝信, 小山徹平（訳）『パーソナリティ障害のための認知療法 ── スキーマ・フォーカスト・アプローチ』金剛出版 2009

片柳 光昭（かたやなぎ・みつあき）
1999年　明治学院大学大学院社会学社会福祉学専攻修士課程修了
現在　　横浜市総合保健医療センター
［著書］東京SST経験交流会（編）『事例から学ぶSST実践のポイント』（共著）金剛出版 2002
　　　　舳松克代（編集）『SSTはじめて読本 ── スタッフの悩みを完全フォローアップ』（共著）医学書院 2008

佐藤 幸江（さとう・ゆきえ）
1995年　日本大学大学院文学研究科心理学専攻博士前期課程修了
現在　　東京海上日動メディカルサービス株式会社
［著書］東京SST経験交流会（編）『事例から学ぶSST実践のポイント』（共著）金剛出版 2002
　　　　岩田和彦, 熊谷直樹, 天笠崇, 加瀬昭彦（監修）佐藤幸江（著）『読んでわかるSSTステップ・バイ・ステップ方式 ── 2DAYSワークショップ』星和書店 2008

佐藤 珠江（さとう・たまえ）
1987年　埼玉県済生会川口看護専門学校卒
現在　　埼玉精神神経センター
［著書］舳松克代（編集）『SSTはじめて読本 ── スタッフの悩みを完全フォローアップ』（共著）医学書院 2008

松浦 彰久（まつうら・あきひさ）
2002年　成蹊大学法学部法律学科卒
現在　　埼玉精神神経センター

## SSTテクニカルマスター
――リーダーのための
トレーニングワークブック――

| 印　　　刷 | 2010年11月20日 |
|---|---|
| 発　　　行 | 2010年11月30日 |
| 監　　　修 | 舳松 克代 |
| 編集代表 | 小山 徹平 |
| 発　行　者 | 立石 正信 |
| 発　行　所 | 株式会社 金剛出版<br>〒112-0005　東京都文京区水道1-5-16<br>電話 03-3815-6661<br>振替 00120-6-34848 |
| 印刷・製本 | 新津印刷 |
| レイアウト | 石倉 康次 |
| 装　　　丁 | 臼井 新太郎 |

ISBN978-4-7724-1172-1 C3011　©2010 Printed in Japan

● http://kongoshuppan.co.jp/ ●

# 事例から学ぶ SST実践のポイント

### 東京SST経験交流会編（編集代表　舳松克代）

「SSTをやりたいけれど，どんな風に始めればいいの？」「メンバーにあった課題設定や効果的な練習の方法が知りたい」。このような現場の要望に応えて，「やっていて楽しいSST」「受けてよかったと思ってもらえるSST」を目指す若手実践家が，事例を通してSST実践のポイントと工夫を紹介します。

全24ケースに登場する援助者・メンバーの生き生きとした姿に出会うと，明日からのSSTがもっと楽しくなるでしょう。そしてこれからSSTに取り組む皆さんは，一日も早く始めたくなると思います。

定価 2,625 円

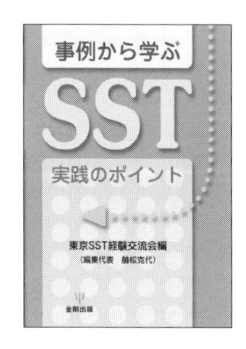

# SSTウォーミングアップ活動集

### 精神障害者のリハビリテーションのために

### 前田ケイ著

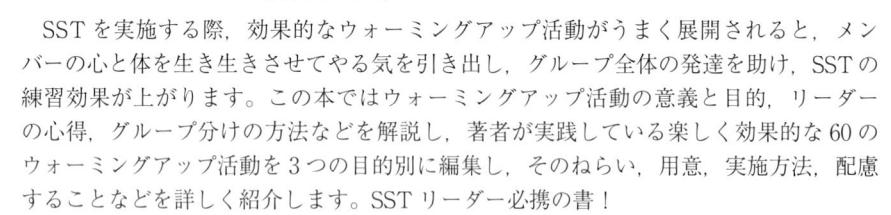

SSTを実施する際，効果的なウォーミングアップ活動がうまく展開されると，メンバーの心と体を生き生きさせてやる気を引き出し，グループ全体の発達を助け，SSTの練習効果が上がります。この本ではウォーミングアップ活動の意義と目的，リーダーの心得，グループ分けの方法などを解説し，著者が実践している楽しく効果的な60のウォーミングアップ活動を3つの目的別に編集し，そのねらい，用意，実施方法，配慮することなどを詳しく紹介します。SSTリーダー必携の書！

定価 2,310 円

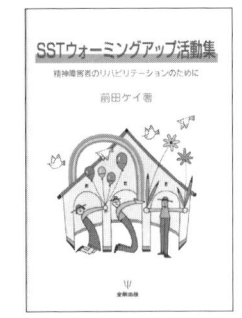

# SSTの技法と理論

### ──さらなる展開を求めて──

### 西園昌久編著

SST（Social Skills Training：社会生活技能訓練）は，社会生活を営む要となるコミュニケーション技能を回復・改善し，自己対処能力を高める効果的な方法である。本書では，SSTを，技法，理論，トレーニング，効果研究，各領域での展開といった視点から多角的にとらえ，これまでになされてきた実践と研究の集大成を図る。精神科医，看護師，作業療法士，精神保健福祉士，心理士等，職種を越えて，SSTを包括的に深く理解するための一冊である。

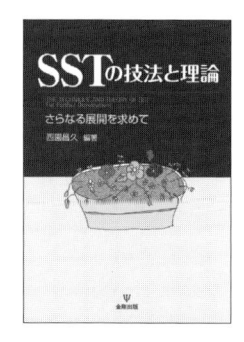

定価 2,940 円

Ψ 金剛出版　〒112-0005　東京都文京区水道1-5-16　URL http://kongoshuppan.co.jp/
　　　　　　Tel. 03-3815-6661　Fax. 03-3818-6848　e-mail kongo@kongoshuppan.co.jp

（価格は税込（5％）です）

● http://kongoshuppan.co.jp/

# 学校におけるSST実践ガイド

## 子どもの対人スキル指導

佐藤正二,佐藤容子編

　本書は，子どものSSTに関する経験豊かなエキスパートによる，教師・スクールカウンセラーなど教育現場で働く人々のためのエビデンスに基づいた実践ガイドである。引っ込み思案の子ども，攻撃的な子ども，知的障害をもつ子どものケースを提示し，その上で，学習障害（LD）や注意欠陥多動性障害（ADHD）など，近年SSTの新たな対象となってきた子どもたちへの最新の臨床的成果を紹介し，さらに学校現場に特有のいじめ，不登校へのアプローチ，近年盛んに実践されつつある集団SSTについても，幼稚園，保育園，小中学校の事例を交えて解説している。　　　定価 2,625円

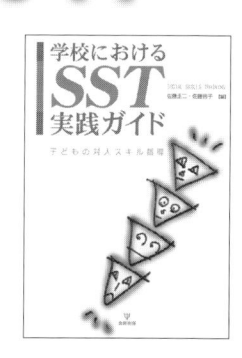

# 子どもの対人スキルサポートガイド

## 感情表現を豊かにするSST

小林正幸,宮前義和編

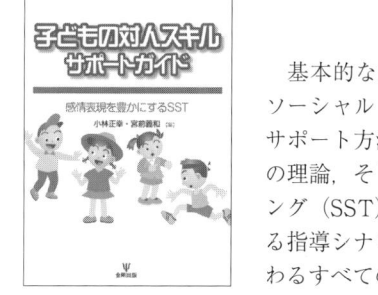

　基本的な対人スキルからさまざまな問題の解決方法の身につけ方まで，行動のみのソーシャル・スキルにとどまらず，子どもたちの感情・思考へのアプローチもふまえたサポート方法を詳述。各章では，対人スキルのアセスメント方法から，学習メカニズムの理論，そして心理療法の視点をふまえ，教室でできるソーシャル・スキル・トレーニング（SST）をわかりやすく解説した。また，現役学校教員による，教室ですぐに使える指導シナリオ集・対人スキルのアセスメント器具も収載した。子どもと日常的にかかわるすべての人たちに贈る即戦力のサポートガイドである。　　　定価 2,625円

# 子どもの社会的スキル訓練

## 社会性を育てるプログラム

J・L・マトソン，T・H・オレンディック著／佐藤容子,佐藤正二,高山　巌訳

　本書では，社会的スキルの定義，研究の発展，アセスメントの方法を解説し，行動理論に基づいた認知？社会的学習アプローチを実際のセッションを通して詳述している。さらに，精神遅滞，視覚聴覚障害等の障害児への応用も紹介。これから社会的スキル訓練を学ぼうとする初心者にとって本書は，その実践応用のための学習マニュアルとして最適の書といえよう。実践適用のための『マトソン年少者用社会的スキル尺度：MESSY』も収録した。　　　定価 3,150円

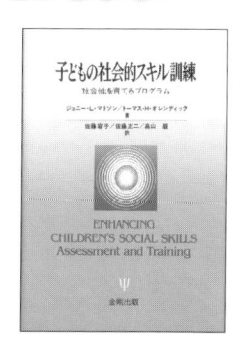

Ψ 金剛出版　〒112-0005　東京都文京区水道1-5-16　URL http://kongoshuppan.co.jp/
　　　　　　Tel. 03-3815-6661　Fax. 03-3818-6848　e-mail　kongo@kongoshuppan.co.jp

（価格は税込（5％）です）

● http://kongoshuppan.co.jp/ ●

# 力動的集団精神療法
―― 精神科慢性疾患へのアプローチ ――

高橋哲郎,野島一彦,権 成鉉,太田裕一編

S・フロイト,M・クライン,W・ビオン,S・フークス,C・ロジャーズを思想的背景とする,統合失調症,パーソナリティ障害,双極性障害,慢性うつ病患者への集団精神療法の長き苦闘の実践録。集団をマネジメントする臨床家の徹底した基本的技法,慢性化にともなうクライエント特有の心理の理解,患者への愛情,さらに遷延化する症状への治療をあきらめない根気が求められるなかで,力動的集団精神療法は実践されていく。

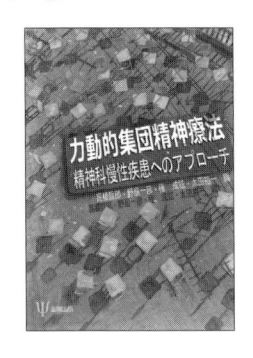

定価 4,410 円

# わかりやすい生活技能訓練

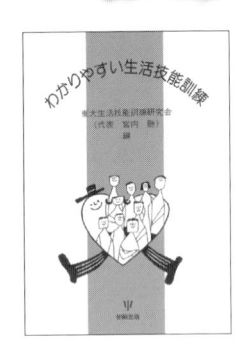

東大生活技能訓練研究会編(代表 宮内 勝)

慢性の精神障害者に,トータル・リハビリテーションの展望が見えて来た! 本書は,生活技能訓練に関心を持つ人々が,その技法と応用範囲を容易に理解し,ただちに実践に生かせることを目的として企画されたものである。パイオニアたちが,自らの試行錯誤の過程で得られた成果を惜しげなく注ぎこんだこのテキストブックは,従来の翻訳書にはない迫力と具体性をもって,生活技能訓練の初心者や,これから導入を考えている福祉関係者・医療従事者に,確かな指針と励ましを与えるものである。

定価 2,940 円

# グループサイコセラピー
### ヤーロムの集団精神療法の手引き

I・D・ヤーロム,S・ヴィノグラードフ著／川室 優訳

本書の原書は,アメリカの有名なバイブルといわれる The Theory and Practice of Group Psychotherapy を,その著者ヤーロム博士と愛弟子のヴィノグラードフ女史が,最新の知見をとりいれてまとめたミニ版である。ヤーロム博士のもとで研修を積んだ訳者は,本書が日本の今後の医療・看護・福祉・教育の領域でテキストとして役立てられることを願って訳出した。

集団精神療法による治療技術を拓くための格好の手引書。

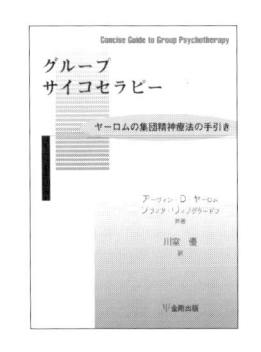

定価 3,360 円

Ψ 金剛出版　〒112-0005　東京都文京区水道1-5-16　URL http://kongoshuppan.co.jp/
Tel. 03-3815-6661　Fax. 03-3818-6848　e-mail kongo@kongoshuppan.co.jp

(価格は税込(5％)です)

● http://kongoshuppan.co.jp/ ●

# 弁証法的行動療法
―― 思春期患者のための自殺予防マニュアル ――

アレック・L・ミラー，ジル・H・レイサス，
マーシャ・M・リネハン著／高橋祥友訳

　本書は，思春期自傷行為や自殺行動にとくに効果のある「弁証法的行動療法（DBT）」についての最新の解説書（技法マニュアル）である。自傷と自殺だけでなく，境界性パーソナリティ障害，うつ病，薬物乱用，摂食障害，行為障害，不安障害等，さまざまな問題を抱えた思春期患者に応用可能な治療プログラムが詳しく紹介されている。さらに巻末には，スキル訓練やマインドフルネス練習のためのパンフレットやプログラムなど，臨床に役立つ豊富な付録も収録されている。

定価 6,825 円

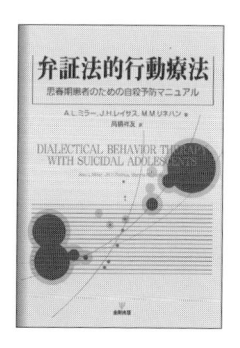

# 弁証法的行動療法実践マニュアル

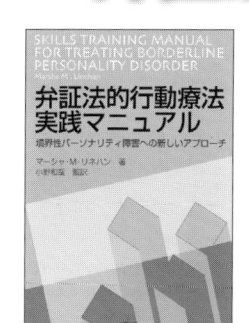

### 境界性パーソナリティ障害への新しいアプローチ

マーシャ・M・リネハン著／小野和哉監訳

　「弁証法的行動療法」（Dialec-tical Behavior Therapy：DBT）の開発者マーシャ・M・リネハンが，この治療法の実践を，段階を追って詳述。さらに，患者たちと話し合うべきトピック，ドロップアウトや自殺的行動を防ぐためのコツやルールの設定など，治療上役立つ注意点についても丁寧に触れられている。
　また本書の後半は，患者に配る宿題シートや資料となっており，トレーニングに使いやすいように工夫がされた，極めて実用的な 1 冊。

定価 4,410 円

# 弁証法的行動療法ワークブック

### あなたの情動をコントロールするために

スコット・スプラドリン著／斎藤富由起監訳

　DBT は，BPD 治療に始まり，今日，自傷行為や社会的不適応，摂食障害や外傷後ストレス障害にも，その適応範囲を広げつつある。創始者マーシャ・リネハンの高弟の手になる本書は，思春期以降の幅広い層を対象とする「弁証法的アプローチによる情動のセルフ・コントロールの書」。具体的な場面を想定したアクシデントへの対処法，書きこみ式ワークシート，さらに監訳者による本書の正しい使用法の解説を付しており，マインドフルネス・スキルを高めるためのアイデアに溢れた本書は，日本における DBT 受容の機運を後押しする DBT ワークブックの決定版である。

定価 2,940 円

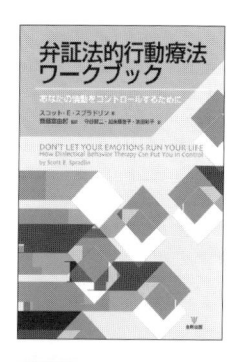

---

**金剛出版**　〒112-0005　東京都文京区水道1-5-16　URL http://kongoshuppan.co.jp/
　　　　　　Tel. 03-3815-6661　Fax. 03-3818-6848　e-mail　kongo@kongoshuppan.co.jp

（価格は税込（5％）です）

● http://kongoshuppan.co.jp/ ●

## 臨床心理学ブックガイド
下山晴彦編著　教育訓練カリキュラムを学部・修士・卒後段階に分け，臨床心理士として必要な知識と技能を学ぶためのテキストを段階ごとに紹介。
2,940円

## 不登校
田嶌誠一編　不登校理解のための基礎理論から現場での取り組みまでをさまざまな立場の専門家が呈示した，実践的な一冊である。
3,360円

## 子どもの臨床心理アセスメント
松本真理子，金子一史編　子どもの個別性と，子どもを取り巻く環境への理解により，「子どもの全体像」をアセスメントするためのハンドブック。
2,940円

## ブリーフセラピーの技法を越えて
E・リプチック著／宮田敬一，窪田文子，河野梨香監訳　「技法優先で理論が弱い」との誤解を解く，解決志向アプローチの新たな展開を示す理論／実践書。
3,990円

## 子どもと若者のための認知行動療法実践セミナー
松丸未来，下山晴彦，ポール・スタラード著　好評既刊『認知行動療法ワークブック＋ガイドブック』の続編。
2,730円

## 山上敏子の行動療法講義 with 東大・下山研究室
山上敏子，下山晴彦著　行動療法の大家・山上敏子による，若手臨床家のための実践本位の東大講義！
2,940円

## 精神療法面接の多面性
成田善弘著　治療関係と構造，面接の方針，臨床現場における多面的な課題を取り上げ，精神療法面接をいかに行うべきかをわかりやすく解説。 2,940円

## 精神分析臨床家の流儀
松木邦裕著　個人心理療法の基本とも言うべき「精神分析」の学び方を解説し，その基本的技法を身につけるための実践的な方法論を説く。
2,730円

## 不眠の医療と心理援助
大川匡子，三島和夫，宗澤岳史編　不眠症の医学的メカニズムから，睡眠薬の正しい処方と認知行動療法をあわせた治療計画までを詳説する。
3,570円

## 関係からみた発達障碍
小林隆児著　自ら携わった23の事例を折りまぜ，実践から得た「関係発達臨床」について語る。著者の臨床経験の集大成ともいえる書。
3,360円

## ロールシャッハ・テスト講義I［基礎篇］
中村紀子著　コーディングの一工夫，施行のチェックポイントなど，ベテランが語った「初心者対象・ゼロからのロールシャッハ入門」。
4,410円

## 緩和ケアと時間
小森康永著　がんによる痛みや辛さをやわらげるための「緩和ケア」の正しい知識を多くの人に知ってもらうための格好の手引き。 2,940円

## 精神分析的精神療法セミナー［障害編］
高橋哲郎著　［障害編］では，全14講にわたって，特定の障害により適した接近法を探り，現場で応用可能な知見を提供する。
4,410円

## ロールシャッハ・テスト Sweet Code
中村紀子監修／大関信隆著・制作　コーディング，構造一覧表計算，プロトコル作成，コード検索など，データ整理を可能にするソフト＋マニュアル。
4,410円

## 治療者のための女性のうつ病ガイドブック
上島国利監修／平島奈津子編著　女性特有の症状，経過，治療について詳述し，合併症や社会的な状況など全方位的な視点から捉えた臨床ガイド。 5,040円

---

Ψ 金剛出版　〒112-0005　東京都文京区水道1-5-16　URL http://kongoshuppan.co.jp/
Tel. 03-3815-6661　Fax. 03-3818-6848　e-mail kongo@kongoshuppan.co.jp

（価格は税込（5％）です）